前言

健康不仅仅是没有疾病或者不
弱，而是指身体、心理和社会适应
完好状态。“健康 1+0 定律”说，
康是“1”，事业、家庭、荣誉、地
金钱等都是“1”后面的那个“0”。拥有健康不代表拥有一切，但拥有健康就充满希望，可以憧憬未来；而失去了健康，就意味着失去了一切。

本书是一份特殊的礼物，一份心灵的关爱，一份温暖的呵护。祝福广大青少年平安和健康，大家一起快乐地度过人生最灿烂的花季吧！

编者

2017 年 8 月

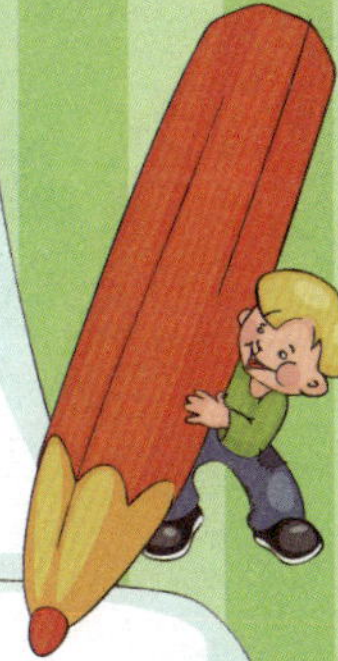

目录

QINGCHUN MIMA

青春密码

主编　孔晓明　沈旭娟

浙江科学技术出版社

图书在版编目（CIP）数据

青春密码 / 孔晓明，沈旭娟主编 . —杭州：浙江科学技术出版社，2017.10（2018.5 重印）

ISBN 978-7-5341-7936-5

Ⅰ . ①青… Ⅱ . ①孔… ②沈… Ⅲ . ①青春期—健康教育 Ⅳ . ① G479

中国版本图书馆 CIP 数据核字（2017）第 261051 号

书　　名 **青春密码**
主　　编 孔晓明　沈旭娟

出版发行 **浙江科学技术出版社**
杭州市体育场路 347 号　邮政编码：310006
办公室电话：0571-85176593
销售部电话：0571-85062597
网址：www.zkpress.com
E-mail：zkpress@zkpress.com
排　　版 杭州立飞图文制作有限公司
印　　刷 浙江新华印刷技术有限公司

开　　本 889 × 1194　1/64　　印　张 2
字　　数 50 000
版　　次 2017 年 10 月第 1 版　　2018 年 5 月第 2 次印刷
书　　号 ISBN 978-7-5341-7936-5　　定　价 17.00 元

责任编辑 方　裕　　**责任校对** 顾旻波
责任美编 金　晖　　**责任印务** 田　文

《青春密码》编委会

主　编　孔晓明　沈旭娟

编　委（按姓氏笔画排序）

王　星　王海英　张　英　孟祥杰

骆　烨　莫少颖　蔡迎春

绘　画　方雅男

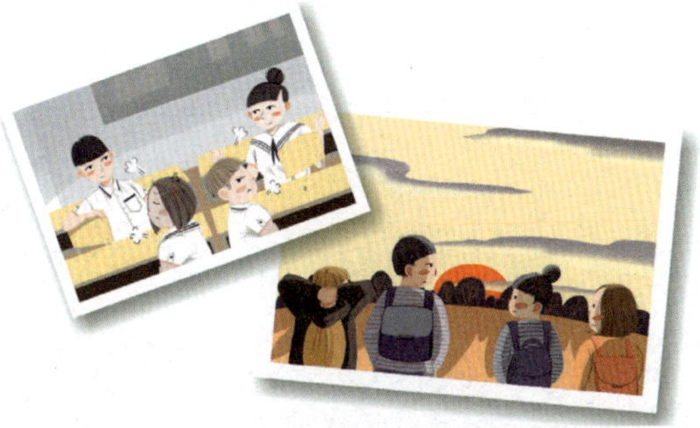

Part 2

让身体更健康 25

Part 3

Part 4

让身体远离疾病 88

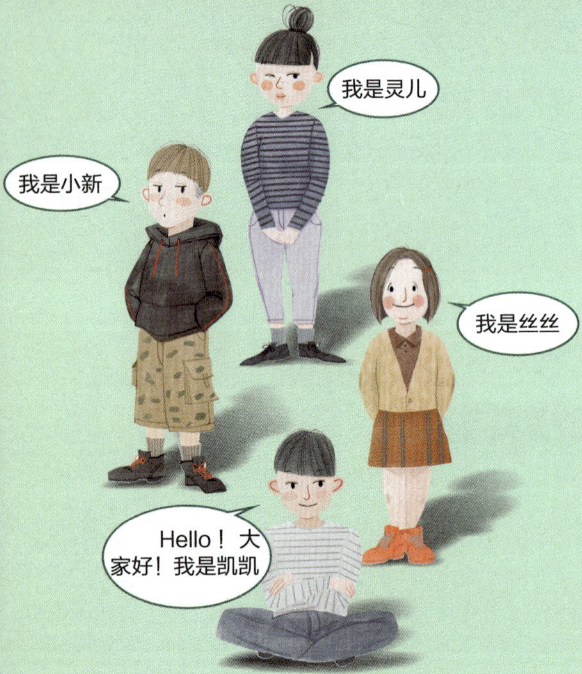

青春期是一个敏感的时期，青春期是一个特殊的时期，青春期是一个成长的时期。

这是一本青春期专用健康教育书，接下去的时间，你将会跟随我们四个人，一起经历青春期发生的各种生理和心理变化，一起学习健康知识，你一定会大有所获哦！

Part 1

了解身体的变化

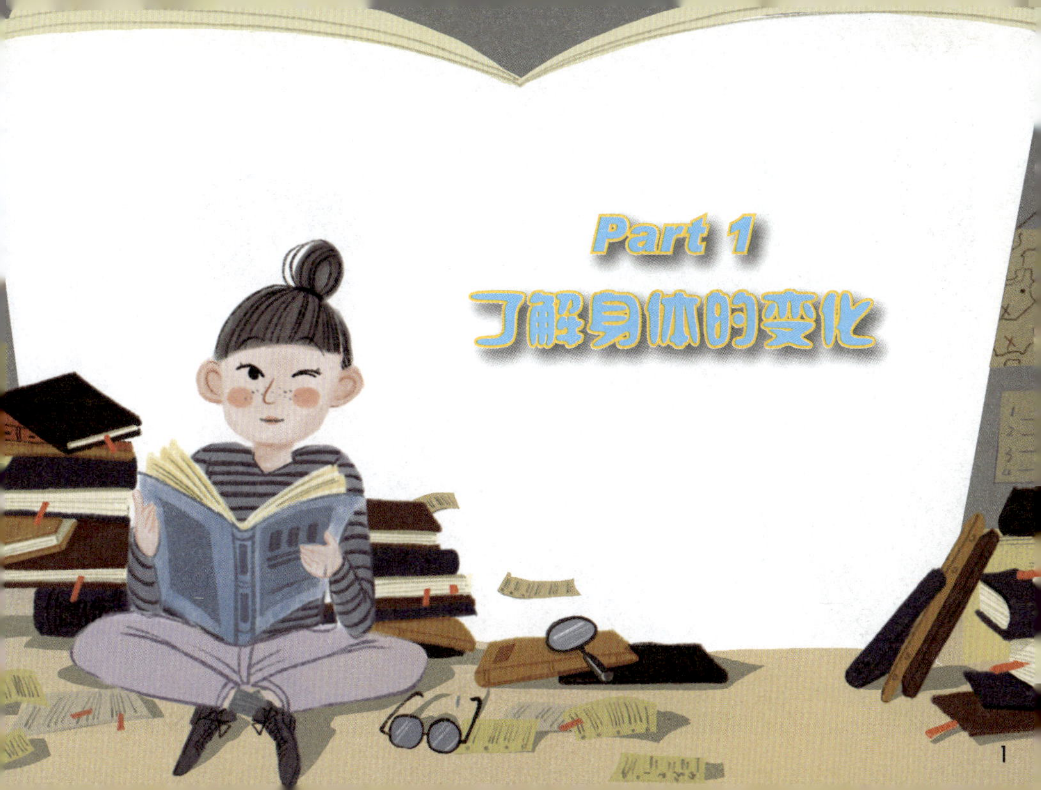

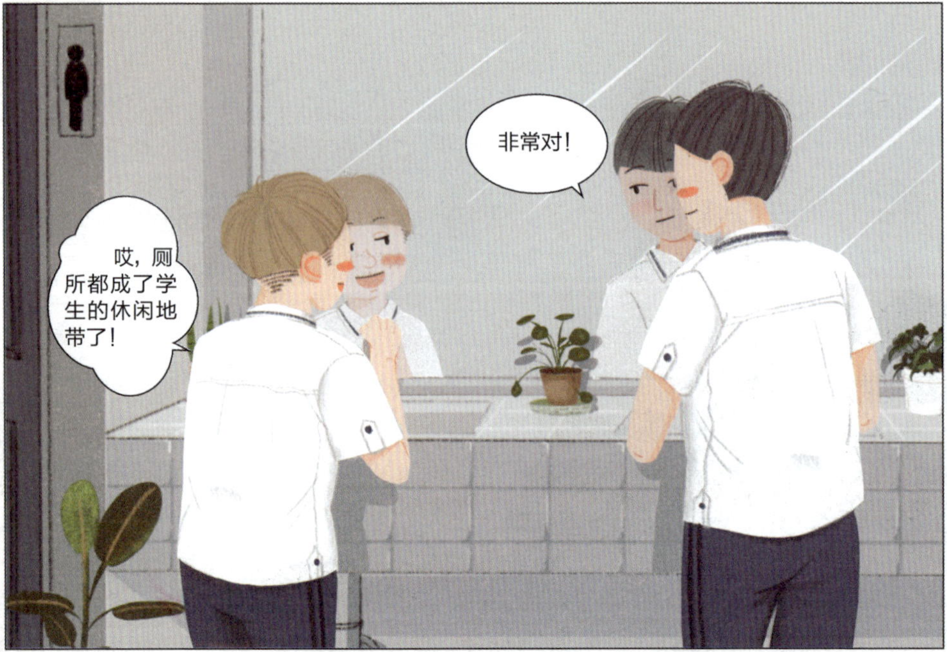
哎，厕所都成了学生的休闲地带了！
非常对！

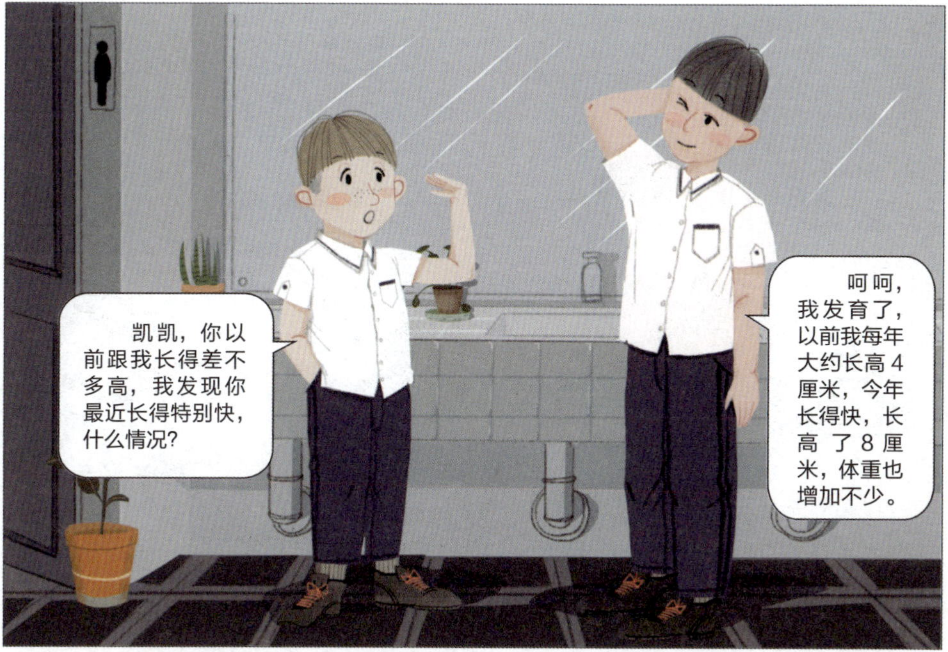
凯凯，你以前跟我长得差不多高，我发现你最近长得特别快，什么情况？
呵呵，我发育了，以前我每年大约长高4厘米，今年长得快，长高了8厘米，体重也增加不少。

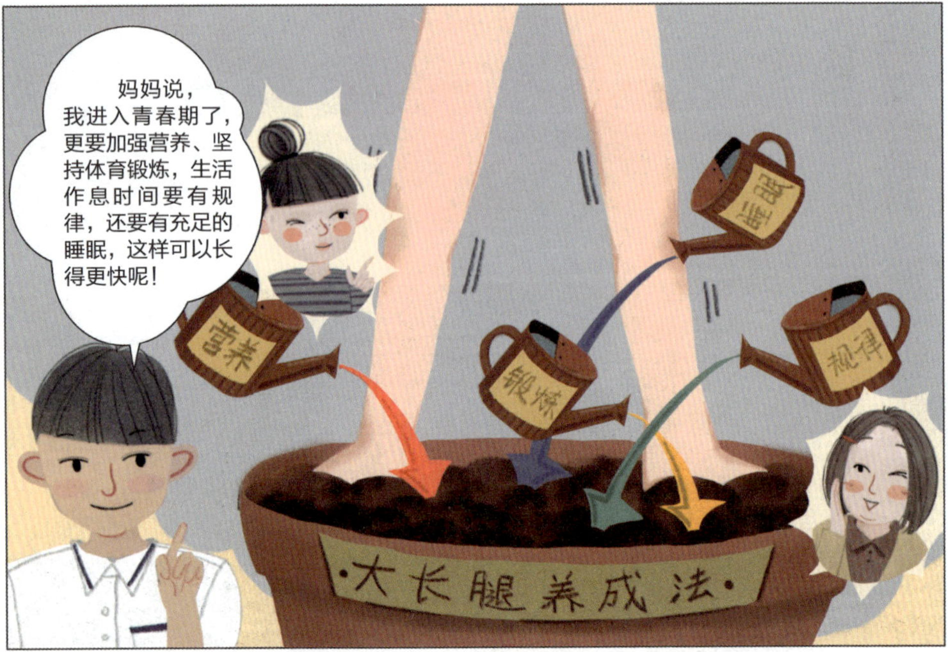
妈妈说，
我进入青春期了，
更要加强营养、坚持体育锻炼，生活作息时间要有规律，还要有充足的睡眠，这样可以长得更快呢！
营养
锻炼
睡眠
规律
·大长腿养成法·

什么是青春期

青春期是从儿童到成人的过渡时期。女孩的青春期一般是 12 ~ 18 岁，男孩的青春期一般是 13 ~ 19 岁。女孩发育的标志是月经初潮，男孩发育的标志是出现遗精。

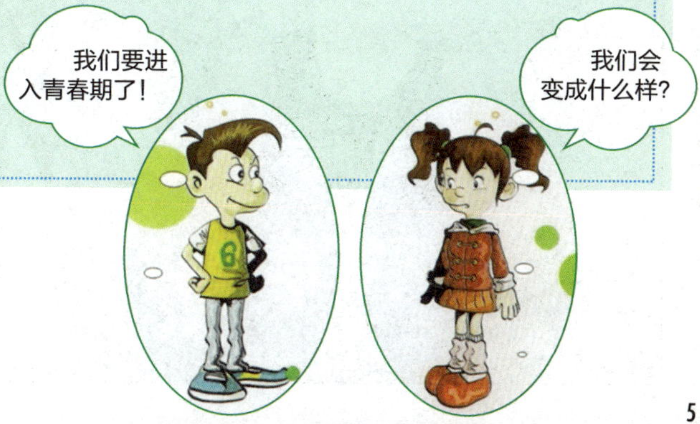

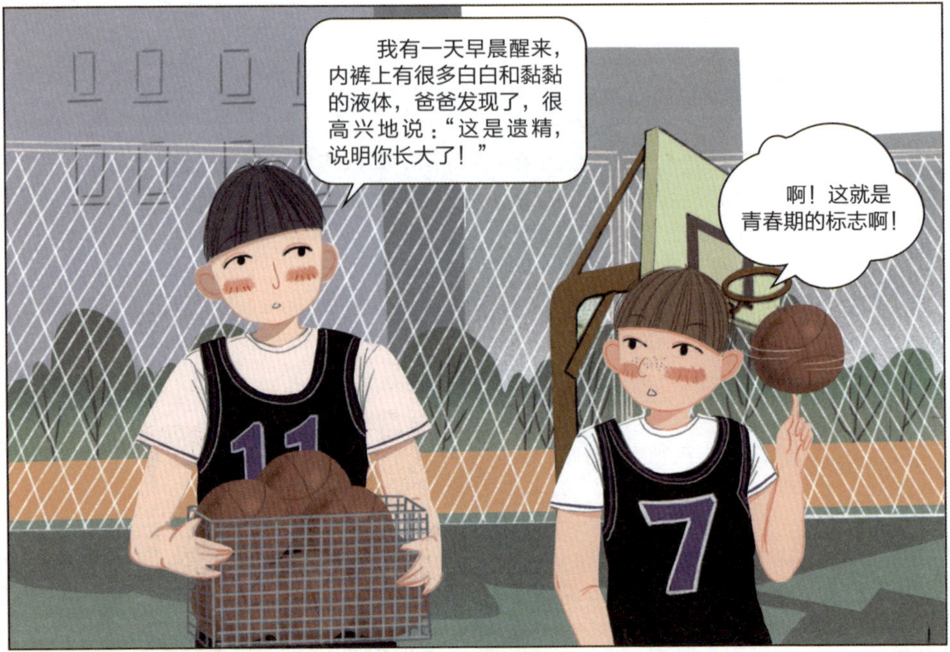
我有一天早晨醒来，内裤上有很多白白和黏黏的液体，爸爸发现了，很高兴地说："这是遗精，说明你长大了！"
啊！这就是青春期的标志啊！

为什么会遗精

健康人的遗精是一种正常的生理现象。青春期男性的性器官发育非常迅速，不断产生精液，当积聚到一定数量后就会产生张力，引起反射性排精，这就是“精满自溢”现象。遗精因人而异，有的一两周一次，有的三五个月一次，这都是正常的现象。

出现遗精，也意味着具备生育能力了。

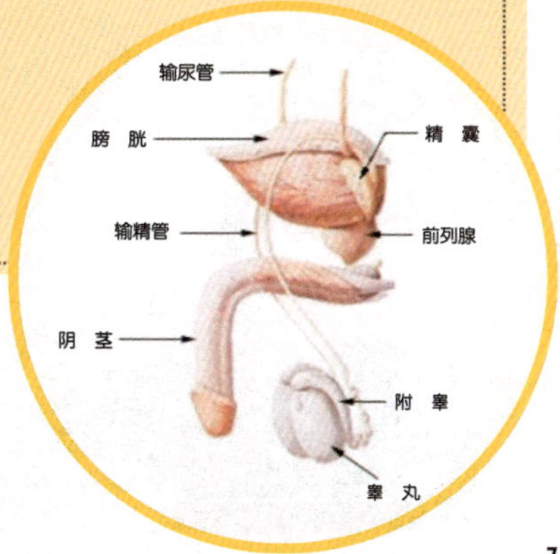

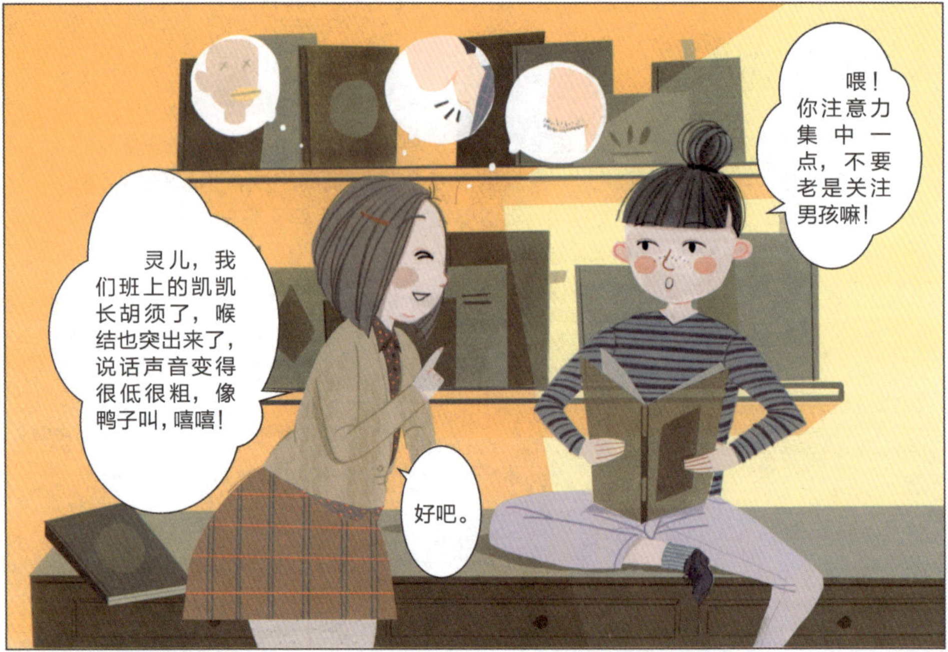
喂！你注意力集中一点，不要老是关注男孩嘛！
灵儿，我们班上的凯凯长胡须了，喉结也突出来了，说话声音变得很低很粗，像鸭子叫，嘻嘻！
好吧。

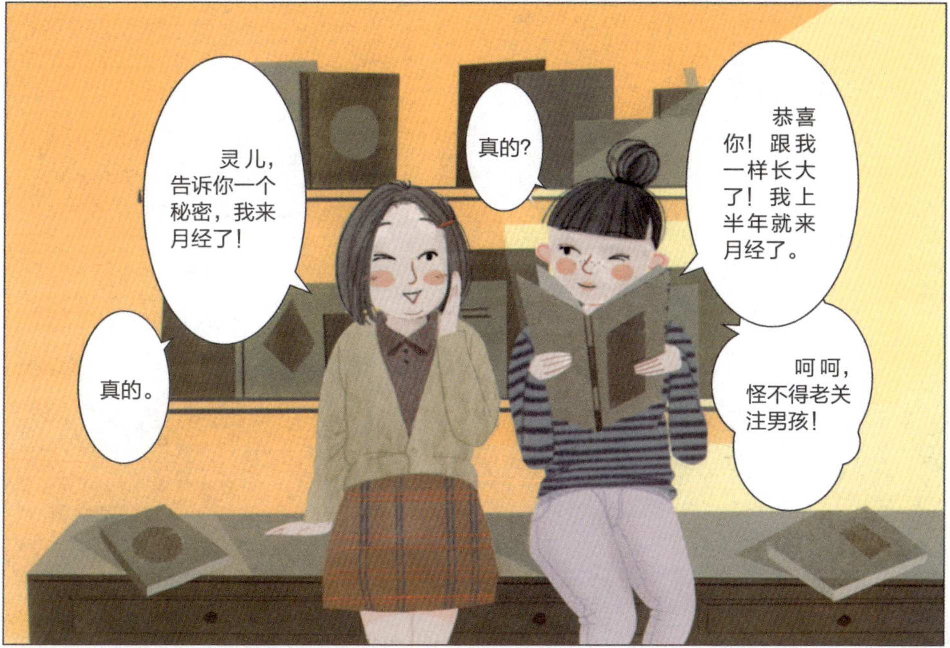
灵儿，告诉你一个秘密，我来月经了！
真的？
恭喜你！跟我一样长大了！我上半年就来月经了。
真的。
呵呵，怪不得老关注男孩！

什么是月经

月经是指子宫内膜发生每月一次的脱落出血。月经周期的长短因人而异，平均为 28 天。通常，女孩成长到 12 ~ 14 岁可出现第一次月经，称为初潮。月经期历时 3 ~ 5 天，经血量为 30 ~ 80 毫升。月经初期和末期的颜色为棕色，中期为鲜红色。

月经初潮年龄有早有晚，早的为 10 岁，晚的为 17 岁。女孩如果到了 18 岁还没来月经，就应请医生诊治。

出现月经，卵巢开始排卵，女孩就具备生育能力了。

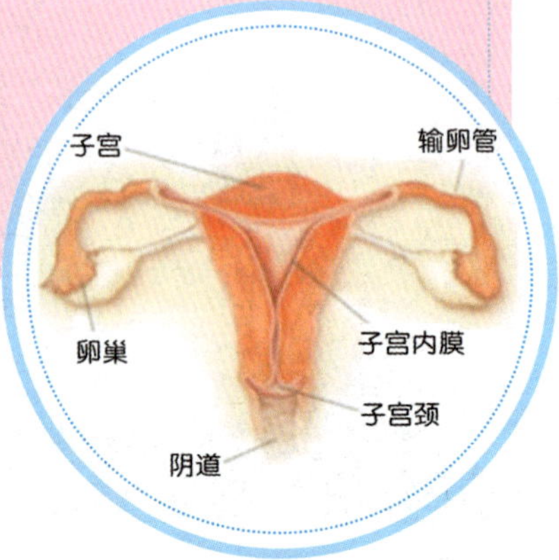

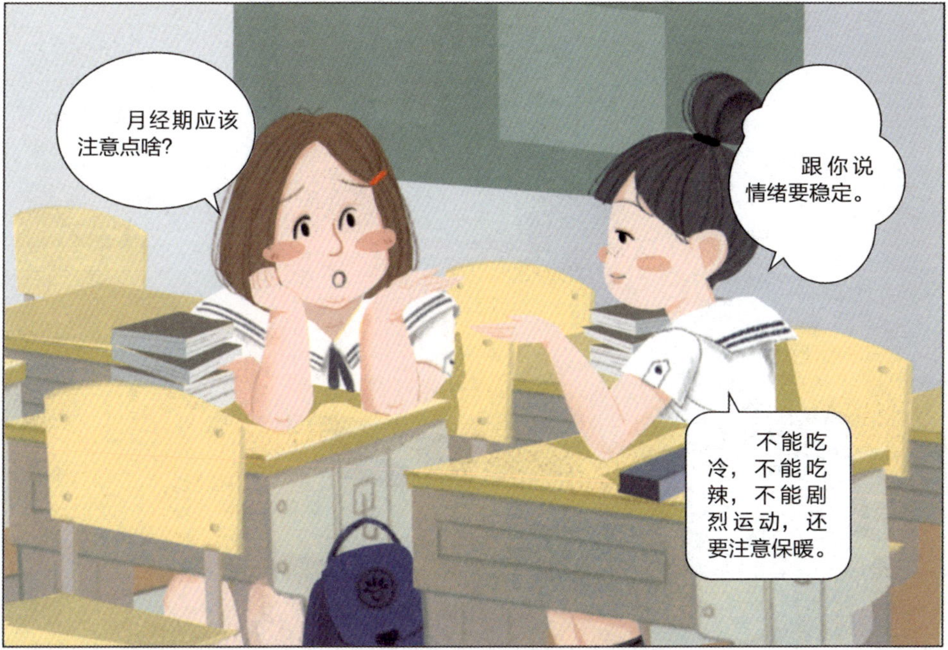
月经期应该注意点啥?
跟你说情绪要稳定。
不能吃冷，不能吃辣，不能剧烈运动，还要注意保暖。

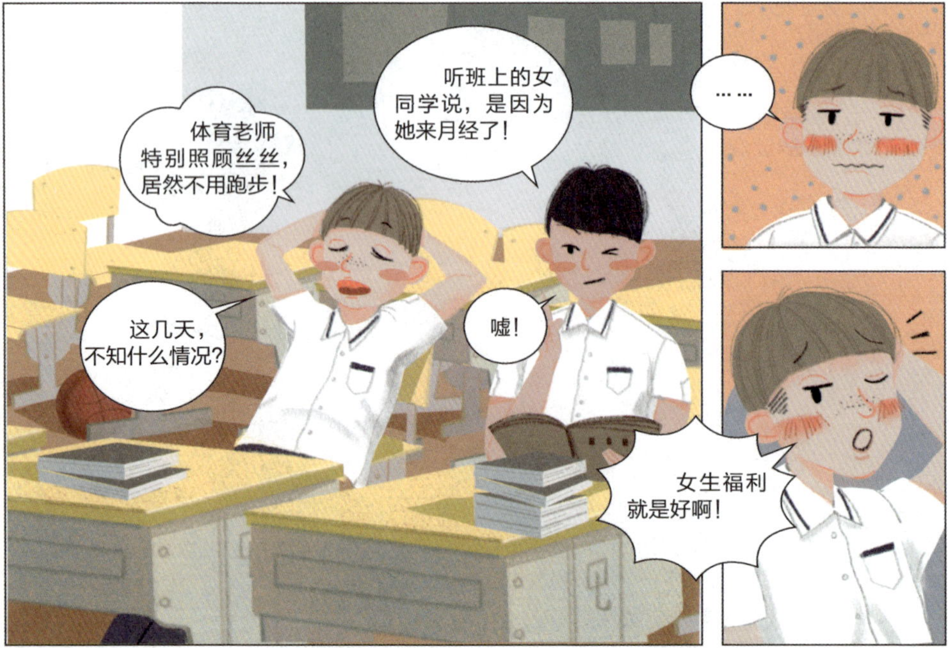
体育老师特别照顾丝丝，居然不用跑步！
这几天，不知什么情况？
听班上的女同学说，是因为她来月经了！
嘘！
……
女生福利就是好啊！

经期的注意事项

在月经期间，女性的抵抗力下降，因此要注意经期卫生，保持外阴清洁，防止细菌感染。每天用温水清洗阴部，选用合格的卫生巾，2 ~ 3 小时更换一次。还要注意保暖，避免寒冷刺激，如冷水浴、游泳、淋雨等。同时注意饮食卫生，吃营养丰富、易消化的食物。

此外，在月经期间要注意休息，保证足够的睡眠，避免剧烈运动，并保持情绪稳定。

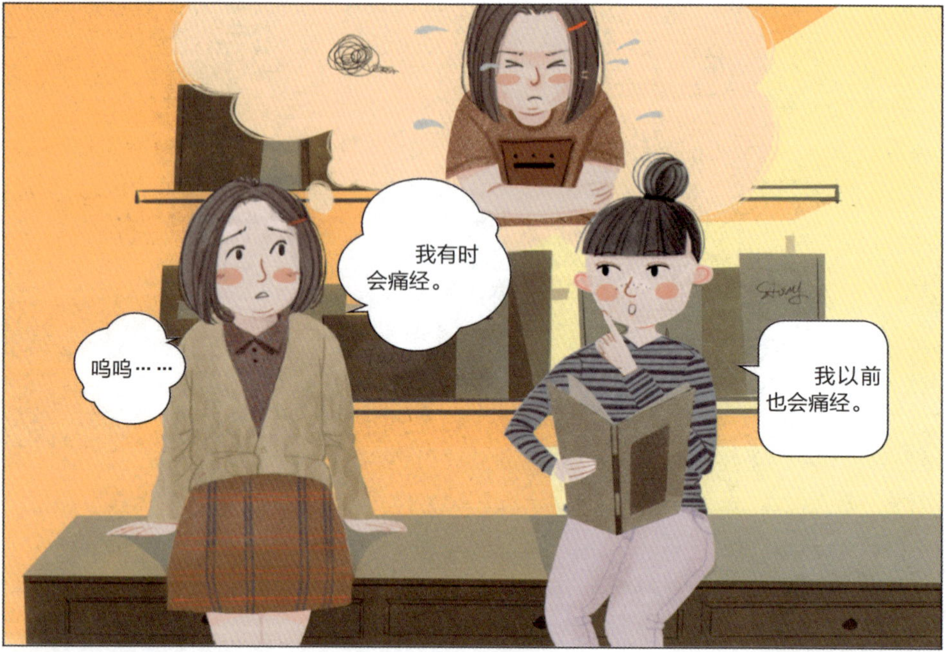
呜呜……
我有时会痛经。
我以前也会痛经。

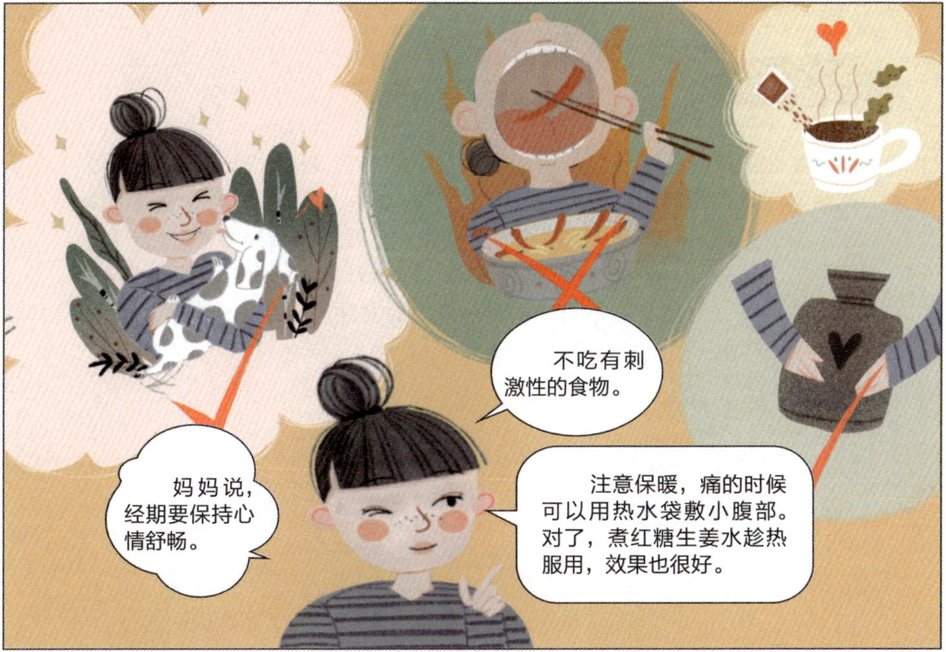
妈妈说，经期要保持心情舒畅。
不吃有刺激性的食物。
注意保暖，痛的时候可以用热水袋敷小腹部。对了，煮红糖生姜水趁热服用，效果也很好。

什么是痛经

女性正值经期或行经前后出现周期性的小腹疼痛、坠胀，伴腰酸或其他不适，称为痛经。痛经可分为原发性痛经和继发性痛经。原发性痛经常见于青春期，多在初潮后 1 ~ 2 年发病。疼痛多自月经来潮后开始，行经第 1 天最甚，持续 2 ~ 3 天后缓解。可伴有恶心、呕吐、腹泻、头晕、乏力等症状，严重时面色苍白，出冷汗。继发性痛经是由于盆腔器质性疾病所引起。

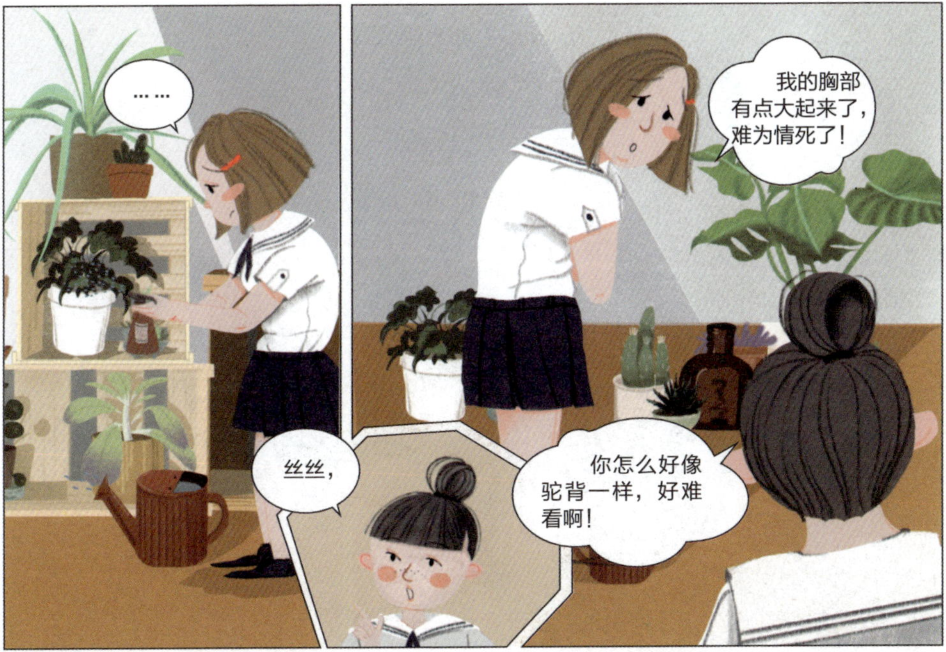
……
我的胸部有点大起来了，难为情死了！
丝丝，
你怎么好像驼背一样，好难看啊！

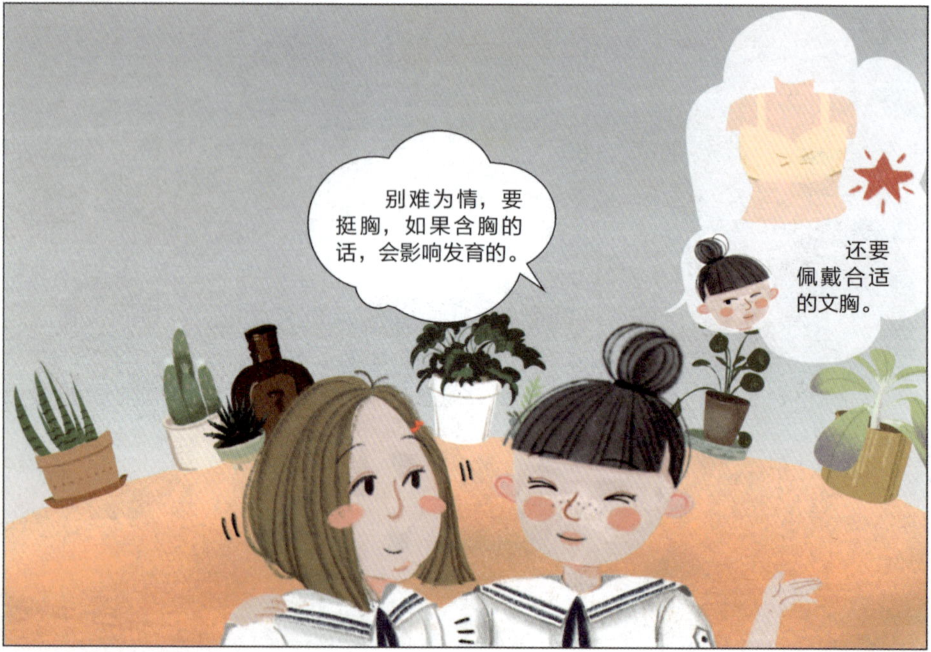
别难为情，要挺胸，如果含胸的话，会影响发育的。
还要佩戴合适的文胸。

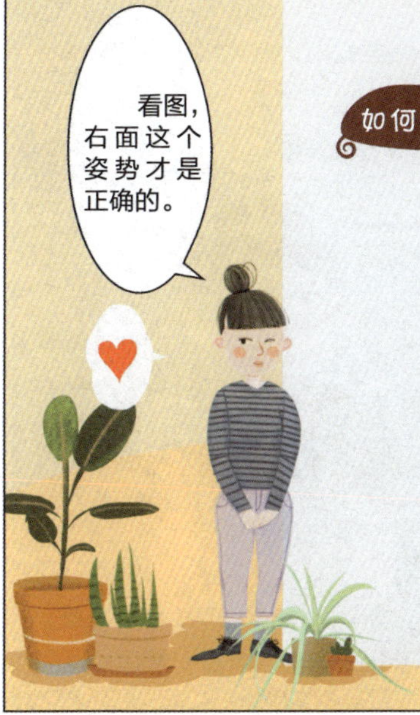

如何呵护乳房

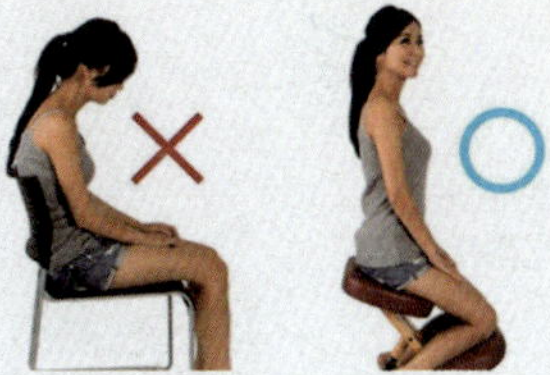

1. 尽量避免佩戴有钢圈的文胸。
2. 减少佩戴文胸的时间。
3. 摘掉文胸后按摩一下乳房。
4. 不要佩戴文胸睡觉。
5. 切不可束胸。
6. 注意清洗乳头。
7. 避免外力伤害。

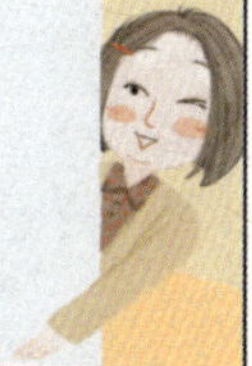

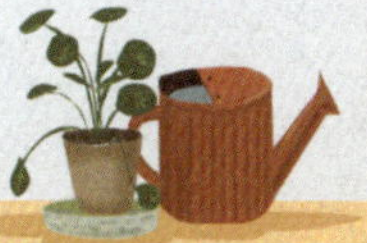

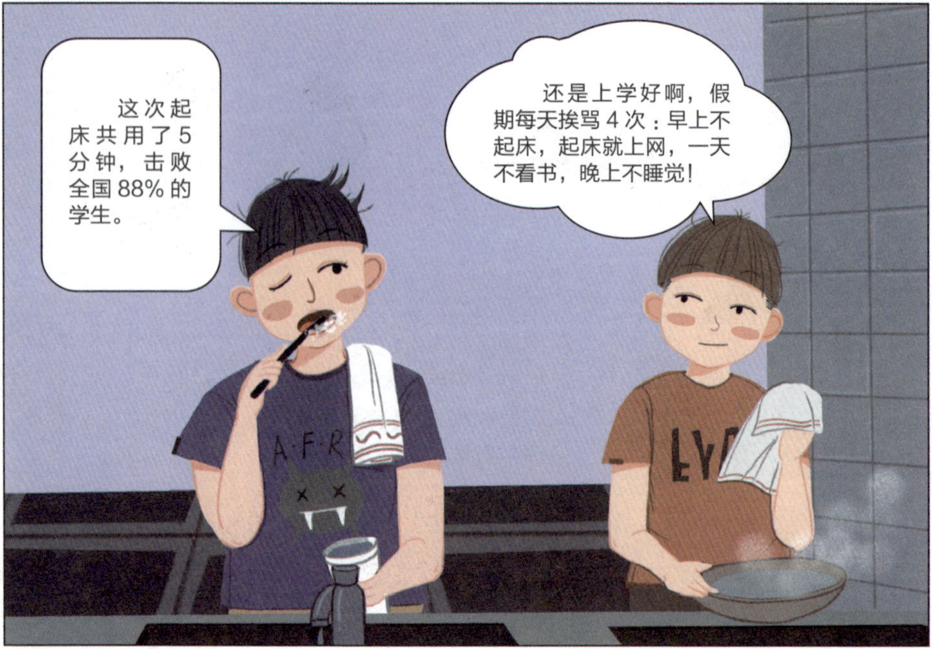
这次起床共用了5分钟，击败全国88%的学生。
还是上学好啊，假期每天挨骂4次：早上不起床，起床就上网，一天不看书，晚上不睡觉！

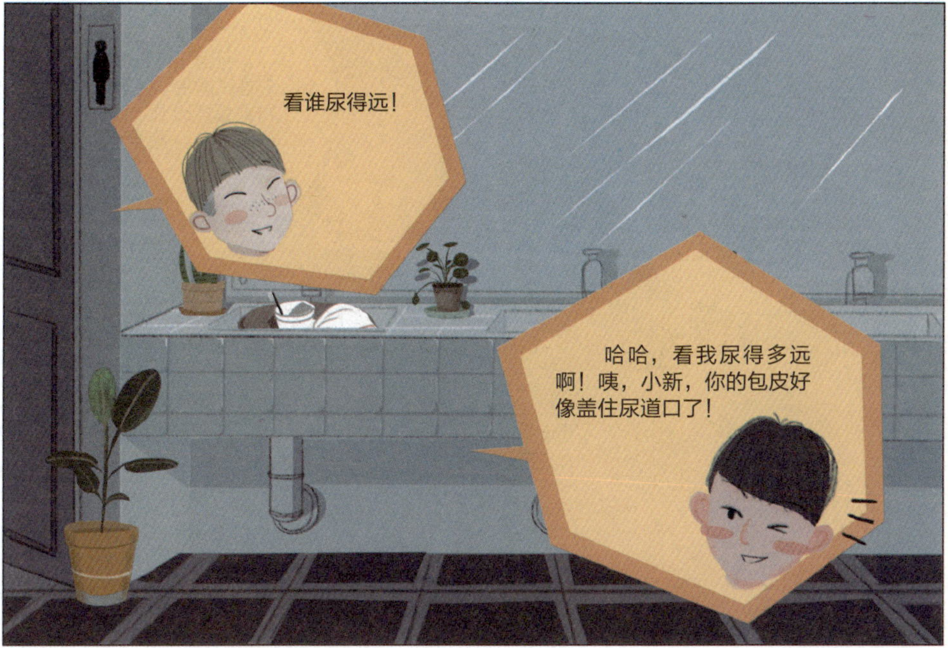
看谁尿得远！
哈哈，看我尿得多远啊！咦，小新，你的包皮好像盖住尿道口了！

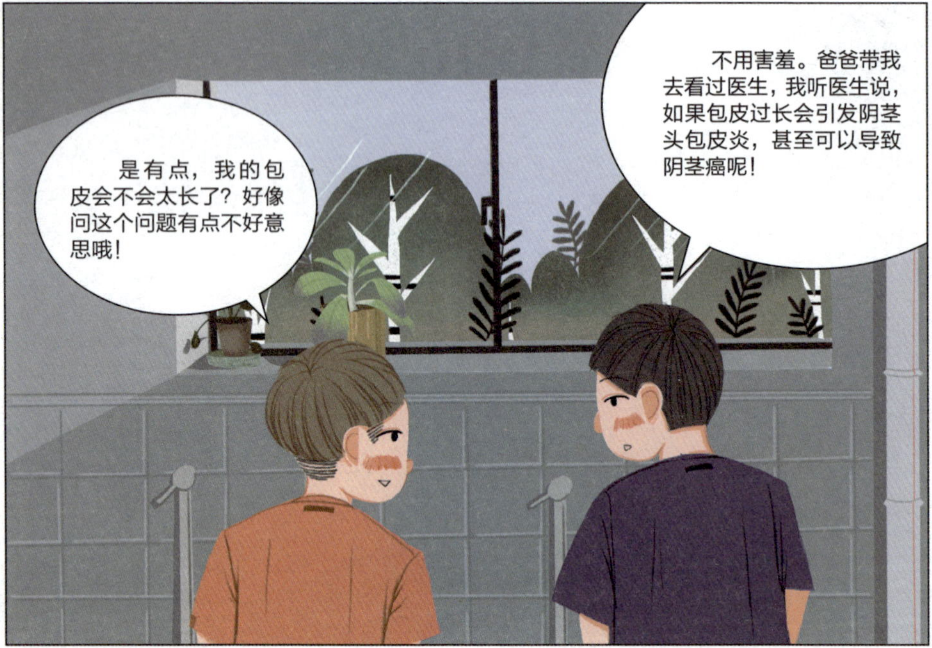
是有点，我的包皮会不会太长了？好像问这个问题有点不好意思哦！
不用害羞。爸爸带我去看过医生，我听医生说，如果包皮过长会引发阴茎头包皮炎，甚至可以导致阴茎癌呢！

包皮过长与包茎

包皮过长是指包皮完全遮盖阴茎头，但包皮口很松软，能上翻完全露出阴茎头。

包茎是指包皮完全遮盖阴茎头，但包皮口小，不能上翻露出阴茎头。

包皮过长与包茎容易积存包皮垢，从而引起阴茎头包皮炎和形成包皮结石，甚至会导致糜烂、溃疡、湿疣、阴茎癌等疾病。

男性有上面两种情况都要到医院检查和治疗，必要时可做包皮环切手术。

包皮环切手术不但对身体没有任何影响，而且还有利于阴茎发育。

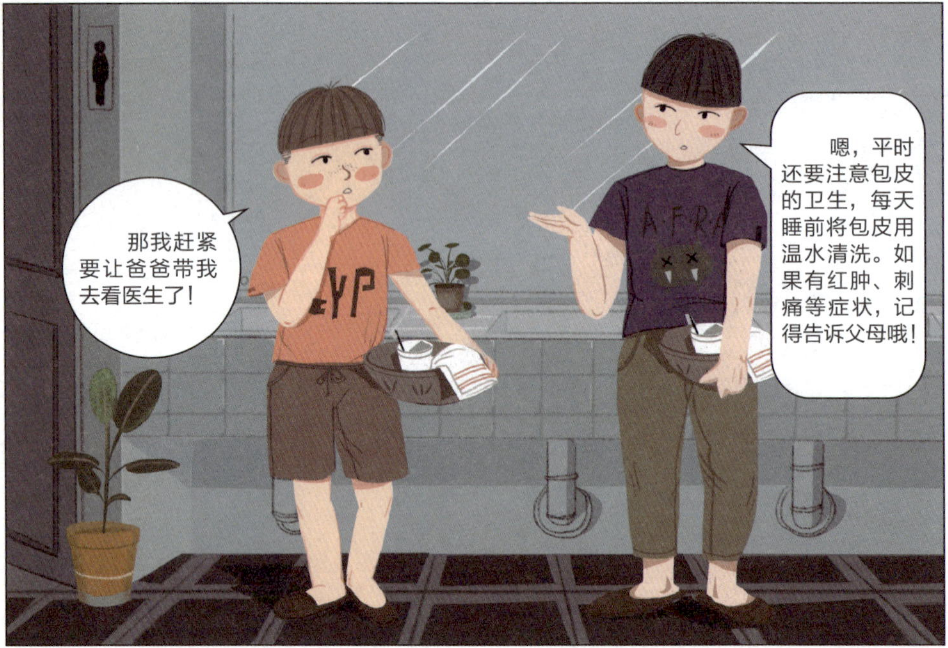
那我赶紧要让爸爸带我去看医生了！
嗯，平时还要注意包皮的卫生，每天睡前将包皮用温水清洗。如果有红肿、刺痛等症状，记得告诉父母哦！

Part 2

让身体更健康

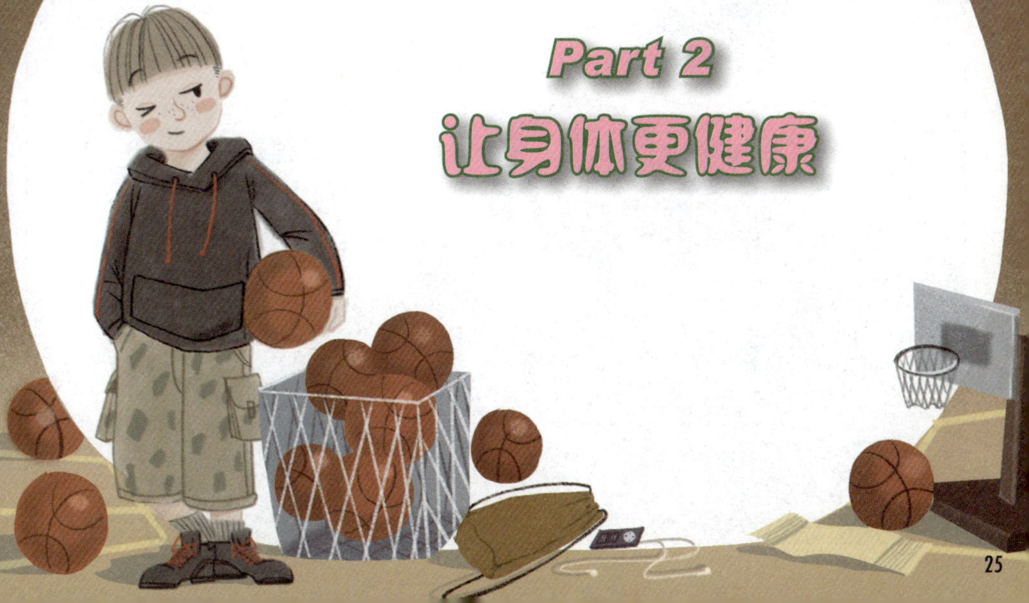

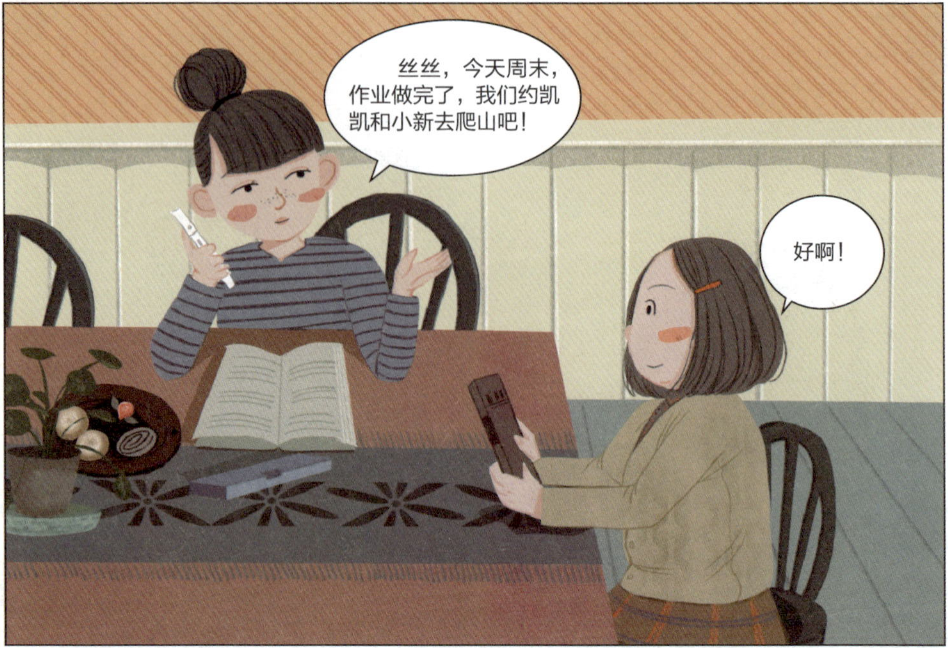
丝丝，今天周末，作业做完了，我们约凯凯和小新去爬山吧！
好啊！

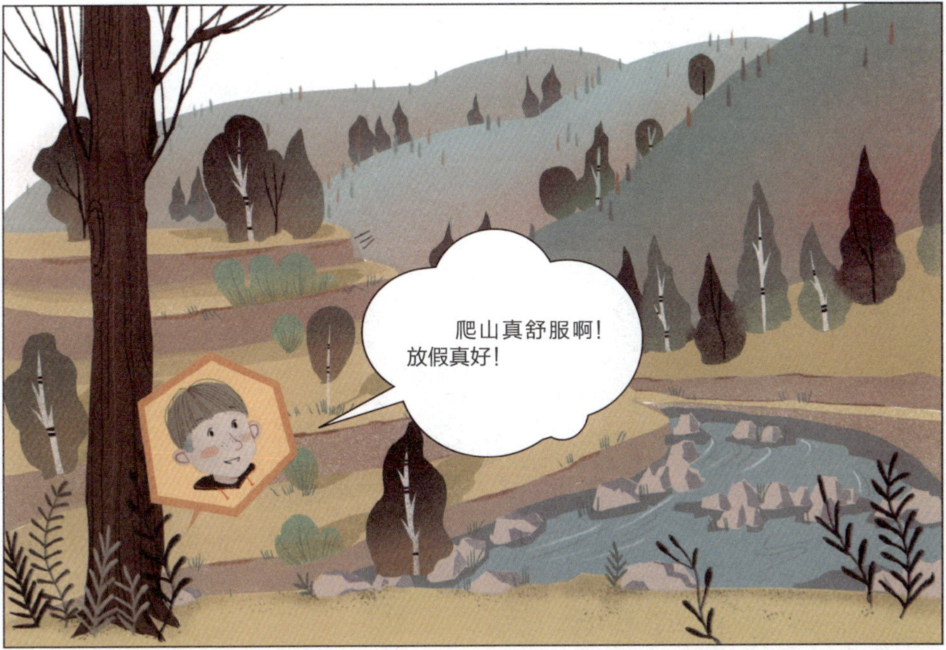
爬山真舒服啊！
放假真好！

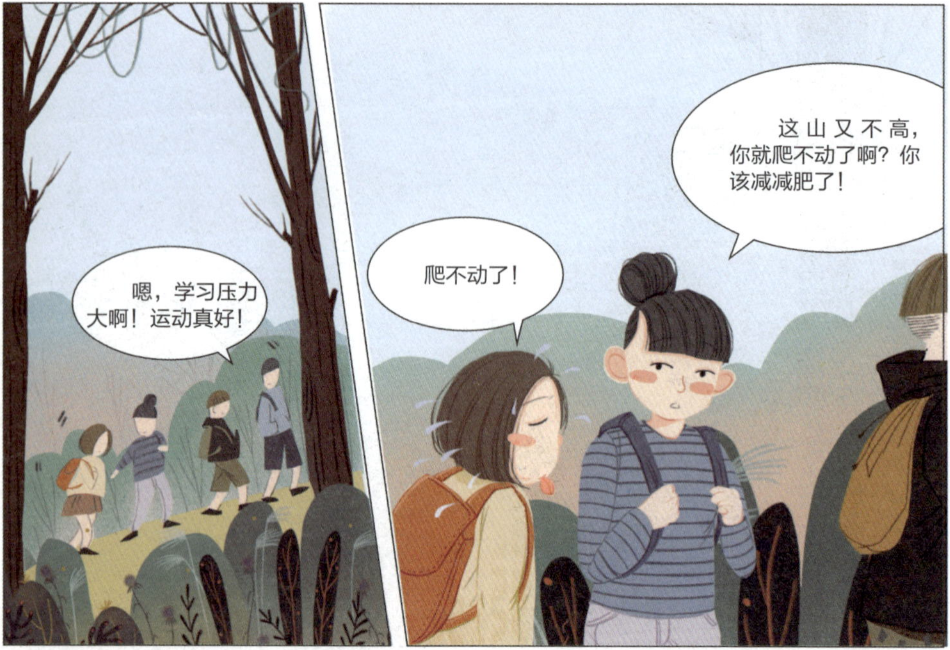
嗯，学习压力大啊！运动真好！
爬不动了！
这山又不高，你就爬不动了啊？你该减减肥了！

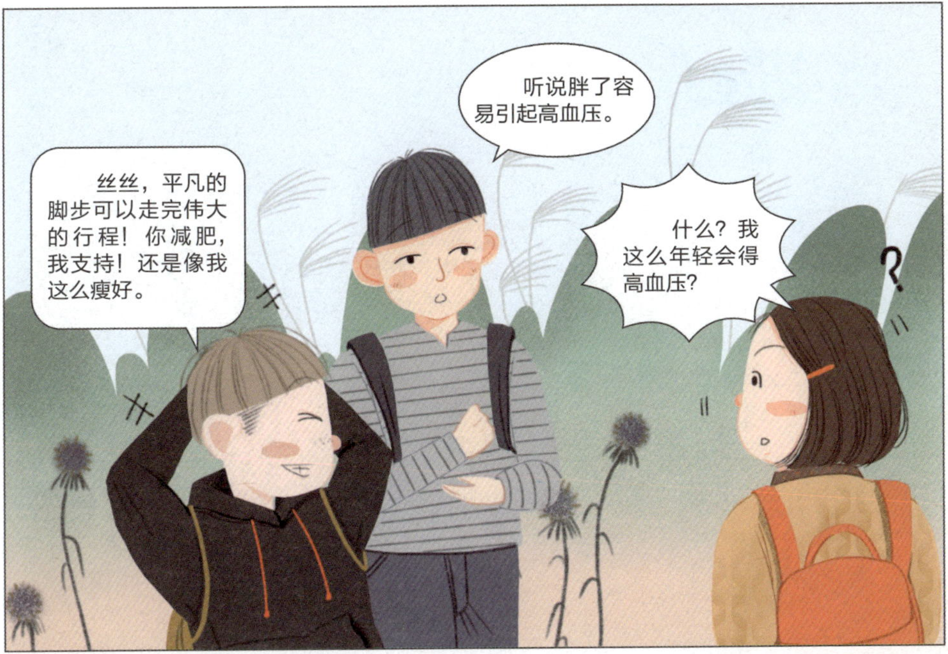
丝丝，平凡的脚步可以走完伟大的行程！你减肥，我支持！还是像我这么瘦好。
听说胖了容易引起高血压。
什么？我这么年轻会得高血压？
?

什么是青春期高血压

医学研究证实，一些与生活行为因素密切相关的成年期疾病（如高血压、糖尿病等），其发病始于青春期。因此，青春期进行成年期疾病的早期预防是非常必要的。

高血压的诊断标准为收缩压≥140毫米汞柱和（或）舒张压≥90毫米汞柱。需要提醒的是，并不是一次出现血压升高就诊断为高血压，而是需要在非同日3次以上测量血压都达到诊断标准才能明确诊断。另外，长期高血压可成为多种心血管疾病的重要危险因素。

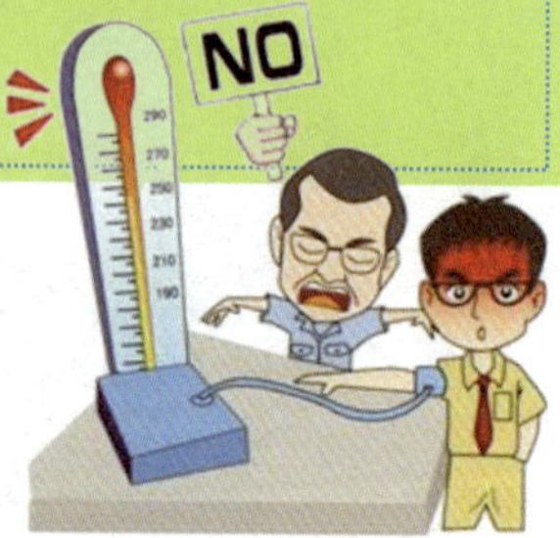

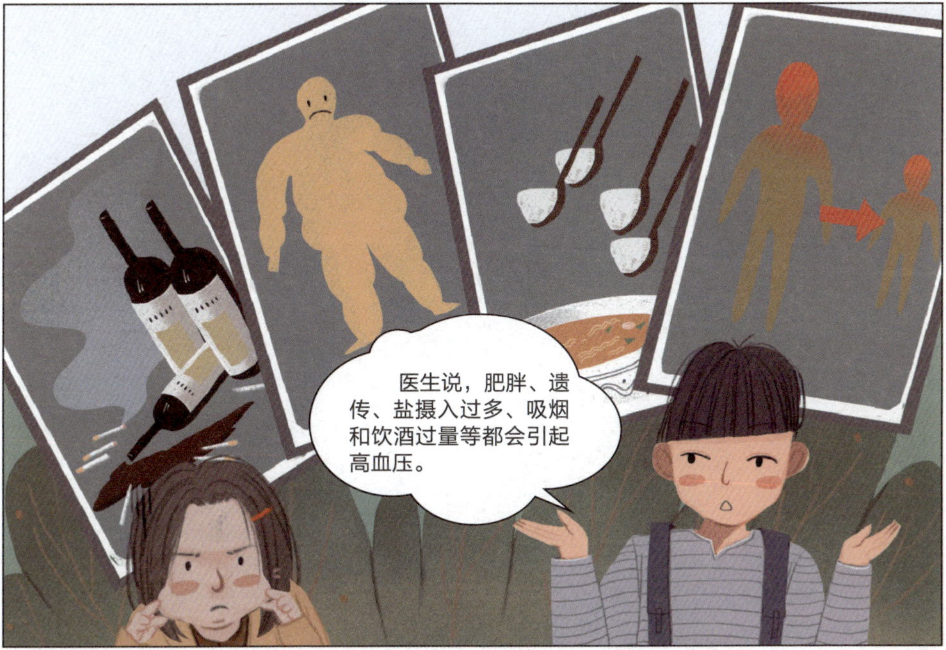
医生说，肥胖、遗传、盐摄入过多、吸烟和饮酒过量等都会引起高血压。

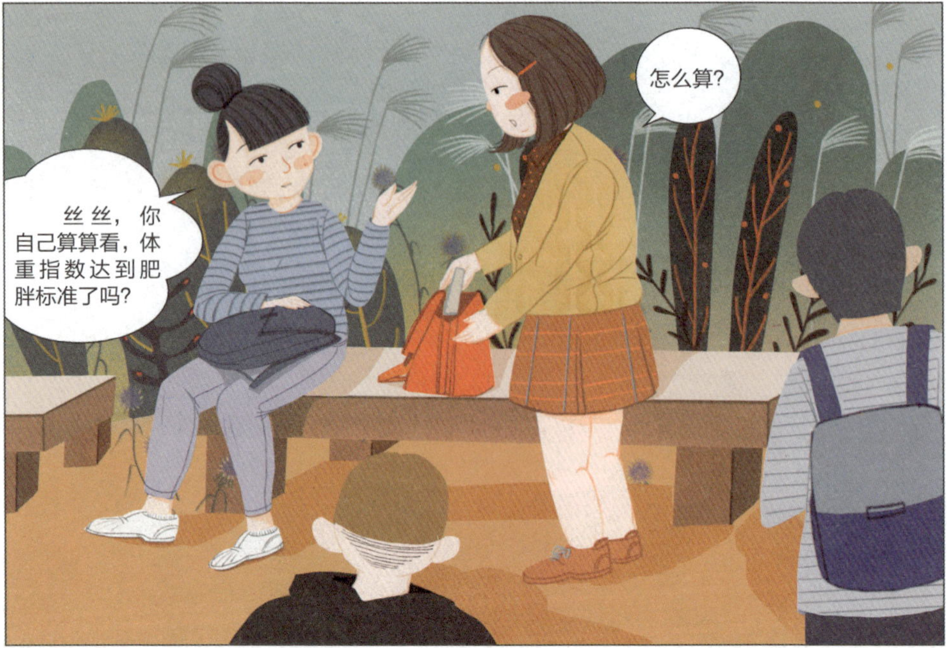
丝丝，你自己算算看，体重指数达到肥胖标准了吗？
怎么算？

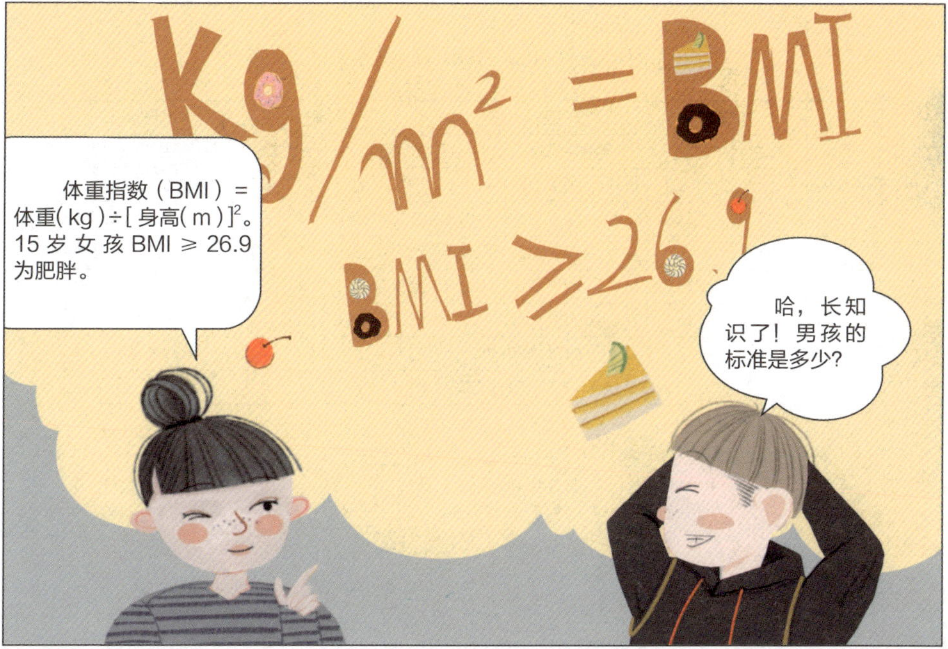
kg/m² = BMI
体重指数（BMI）= 体重(kg)÷[身高(m)]²。15 岁女孩 BMI ≥ 26.9 为肥胖。
BMI ≥ 26.9
哈，长知识了！男孩的标准是多少?

中国青少年（11 ~ 17 岁）BMI 分类标准表

年龄（岁）	偏瘦		正常		超重		肥胖	
	男生	女生	男生	女生	男生	女生	男生	女生
11	≤ 14.9	≤ 14.3	15.0 ~ 20.2	14.4 ~ 21.0	20.3 ~ 23.5	21.1 ~ 23.2	≥ 23.6	≥ 23.3
12	≤ 15.4	≤ 14.7	15.5 ~ 20.9	14.8 ~ 21.8	21.0 ~ 24.6	21.9 ~ 24.4	≥ 24.7	≥ 24.5
13	≤ 15.9	≤ 15.3	16.0 ~ 21.8	15.4 ~ 22.5	21.9 ~ 25.6	22.6 ~ 25.5	≥ 25.7	≥ 25.6
14	≤ 16.4	≤ 16.0	16.5 ~ 22.5	16.1 ~ 22.9	22.6 ~ 26.3	23.0 ~ 26.2	≥ 26.4	≥ 26.3
15	≤ 16.9	≤ 16.6	17.0 ~ 23.0	16.7 ~ 23.3	23.1 ~ 26.8	23.4 ~ 26.8	≥ 26.9	≥ 26.9
16	≤ 17.3	≤ 17.0	17.4 ~ 23.4	17.1 ~ 23.6	23.5 ~ 27.3	23.7 ~ 27.3	≥ 27.4	≥ 27.4
17	≤ 17.7	≤ 17.2	17.8 ~ 23.7	17.3 ~ 23.7	23.8 ~ 27.7	23.8 ~ 27.6	≥ 27.8	≥ 27.7

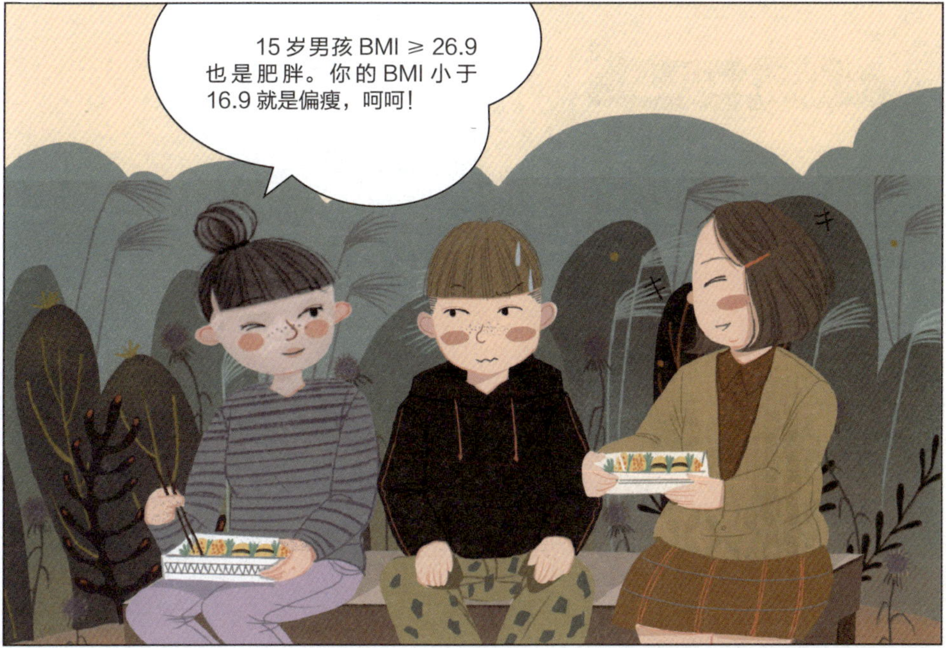
15 岁男孩 BMI ≥ 26.9 也是肥胖。你的 BMI 小于 16.9 就是偏瘦，呵呵！

如何预防青春期高血压

1. 限制热量摄入，防止肥胖，使体重降至正常范围。
2. 避免精神过度紧张，劳逸结合，注意休息。
3. 多食蔬菜和水果。
4. 每人每日摄入食盐量不超过 6 克。
5. 不吸烟、不酗酒，积极进行体育锻炼。

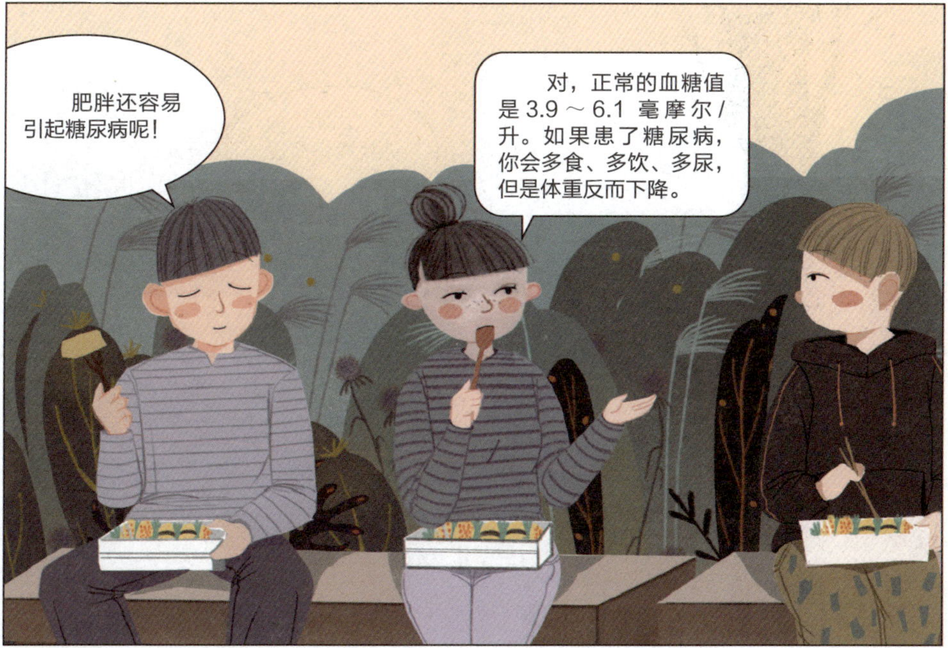
肥胖还容易引起糖尿病呢！
对，正常的血糖值是 3.9 ～ 6.1 毫摩尔 / 升。如果患了糖尿病，你会多食、多饮、多尿，但是体重反而下降。

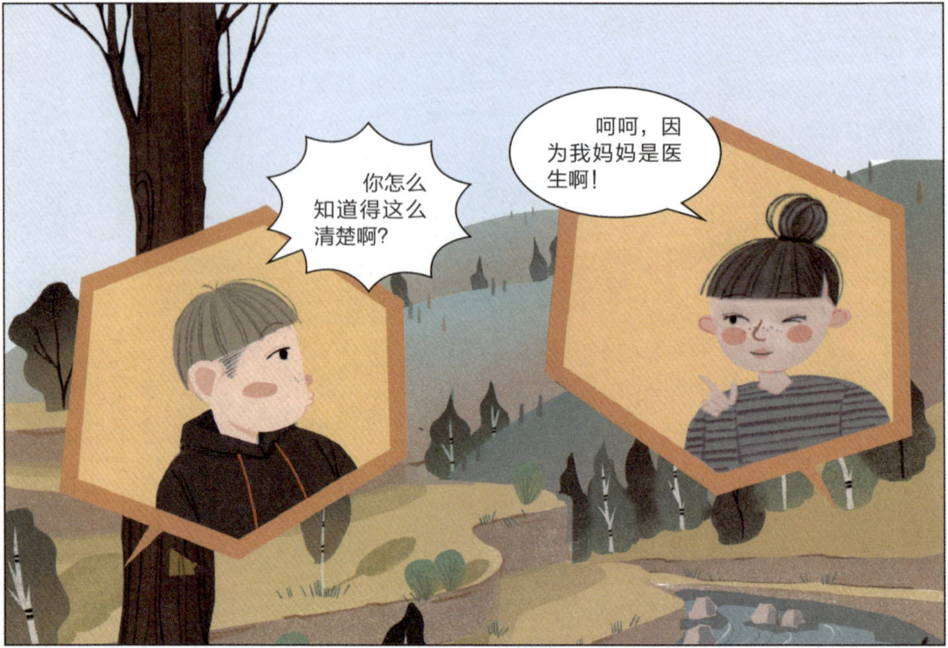
你怎么知道得这么清楚啊?
呵呵，因为我妈妈是医生啊!

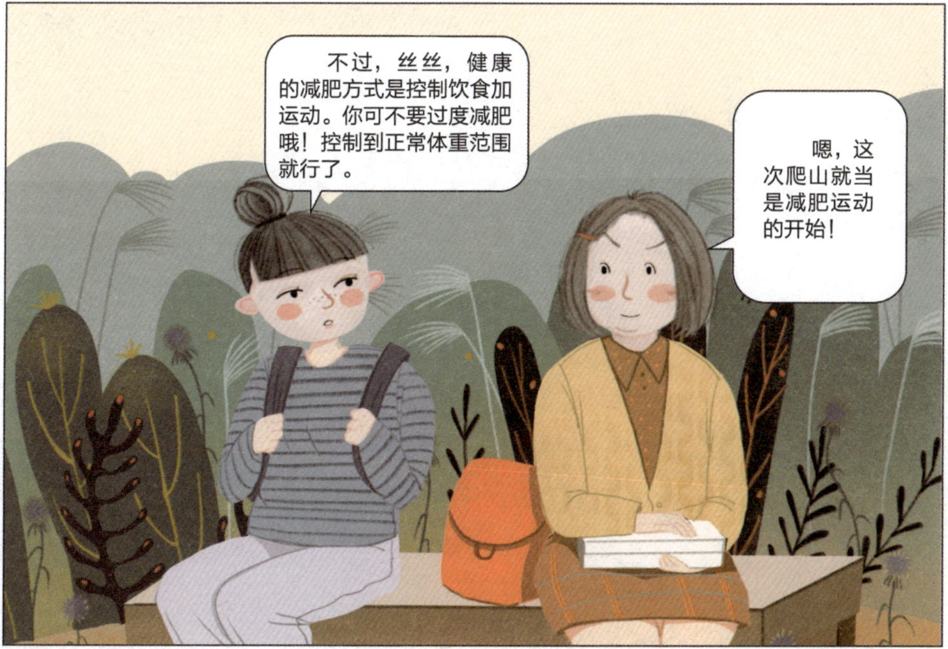
不过，丝丝，健康的减肥方式是控制饮食加运动。你可不要过度减肥哦！控制到正常体重范围就行了。
嗯，这次爬山就当是减肥运动的开始！

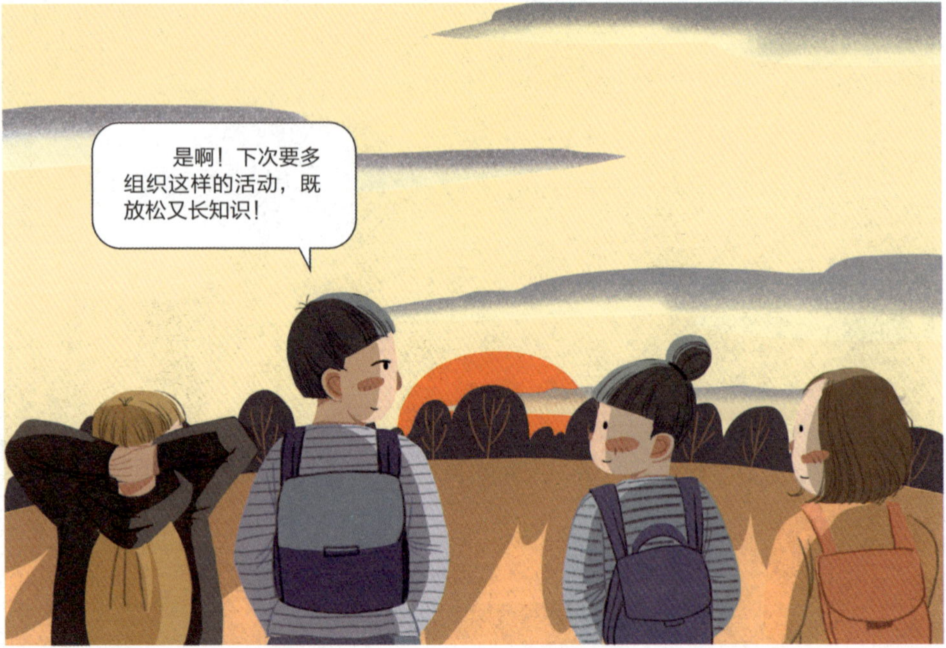
是啊！下次要多组织这样的活动，既放松又长知识！

过度减肥有哪些危害

过度减肥会引起的健康问题有以下几点：一是过度减肥者常伴有记忆力衰退的现象。二是容易导致骨质疏松症。因为女性雌激素含量往往随脂肪减少而降低，雌激素水平长时间下降会加速骨骼钙质的丢失，从而引起骨质疏松症。三是容易导致女性月经紊乱。四是容易引起胆结石。

总之，控制饮食和运动减肥都不能求快，而是要循序渐进，持之以恒。

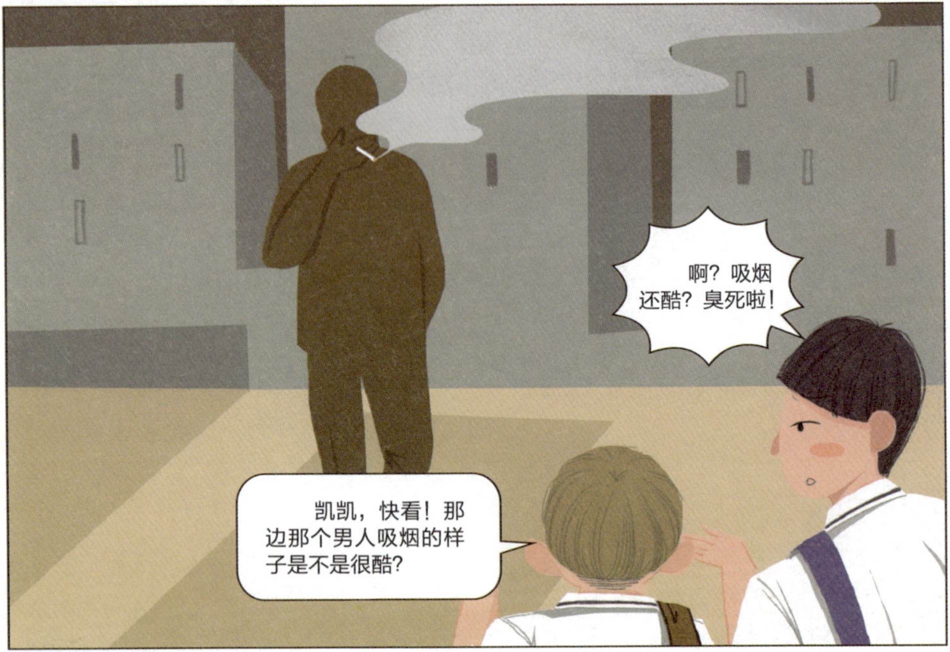
凯凯，快看！那边那个男人吸烟的样子是不是很酷？
啊？吸烟还酷？臭死啦！

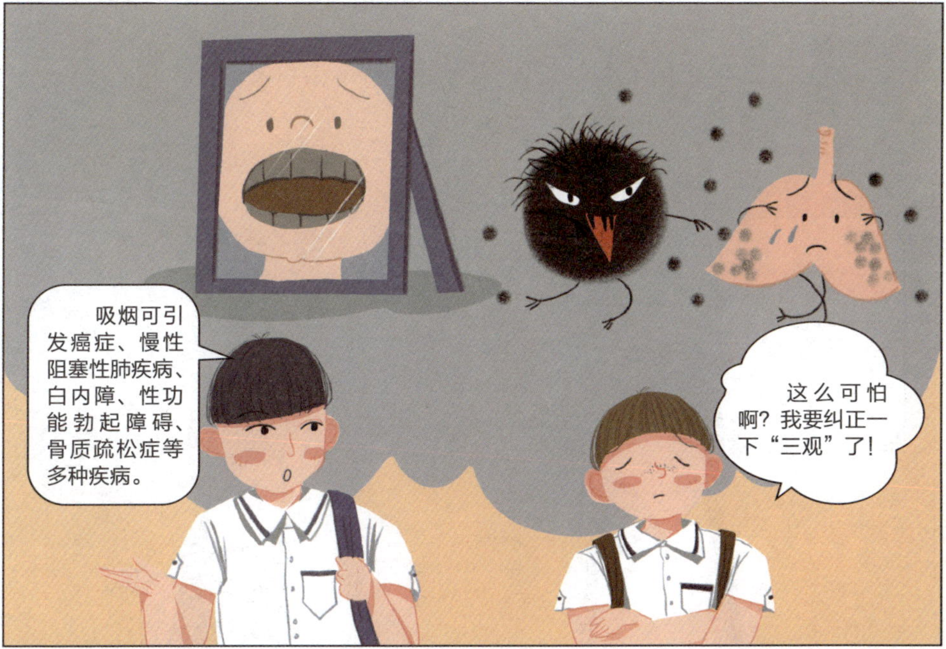
吸烟可引发癌症、慢性阻塞性肺疾病、白内障、性功能勃起障碍、骨质疏松症等多种疾病。
这么可怕啊？我要纠正一下“三观”了！

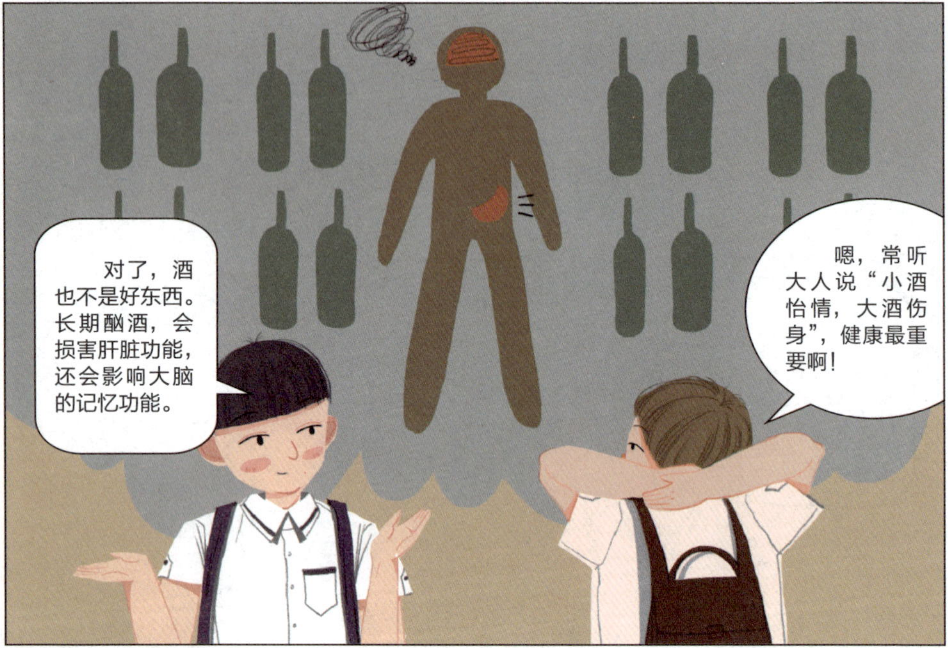
对了，酒也不是好东西。长期酗酒，会损害肝脏功能，还会影响大脑的记忆功能。
嗯，常听大人说“小酒怡情，大酒伤身”，健康最重要啊！

为什么要拒绝烟草

吸烟会让人成瘾，对健康是百害而无一益。烟草中对人体有害的物质达数百种，其中主要是尼古丁、烟焦油和一氧化碳。尼古丁又称烟碱，毒性最大。在烟草燃烧生成的有毒有害物质中，60 余种有致癌作用。

事实证明，青春期吸烟对健康危害更大。15 ~ 19 岁开始吸烟者患肺癌的危险性为不吸烟者的 15 倍，小于 15 岁开始吸烟者患肺癌的危险性为不吸烟者的 19 倍。

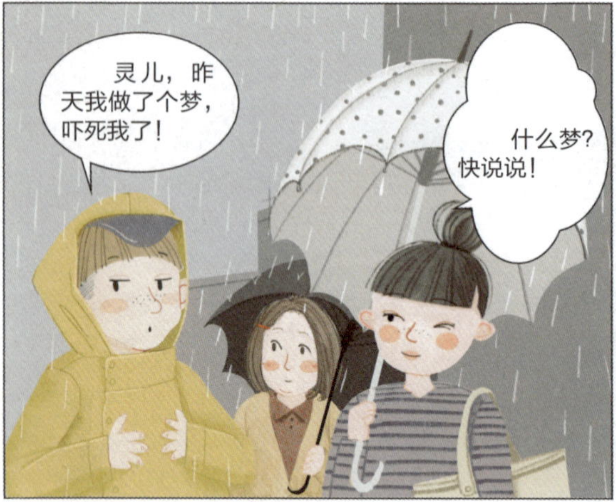
灵儿，昨天我做了个梦，吓死我了！
什么梦？快说说！

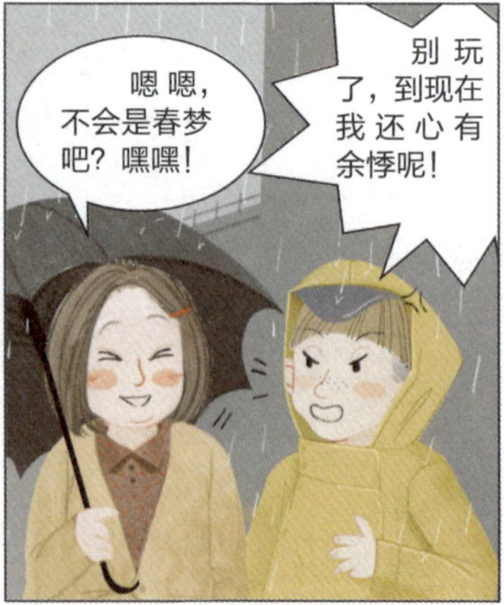
嗯嗯，不会是春梦吧？嘿嘿！
别玩了，到现在我还心有余悸呢！

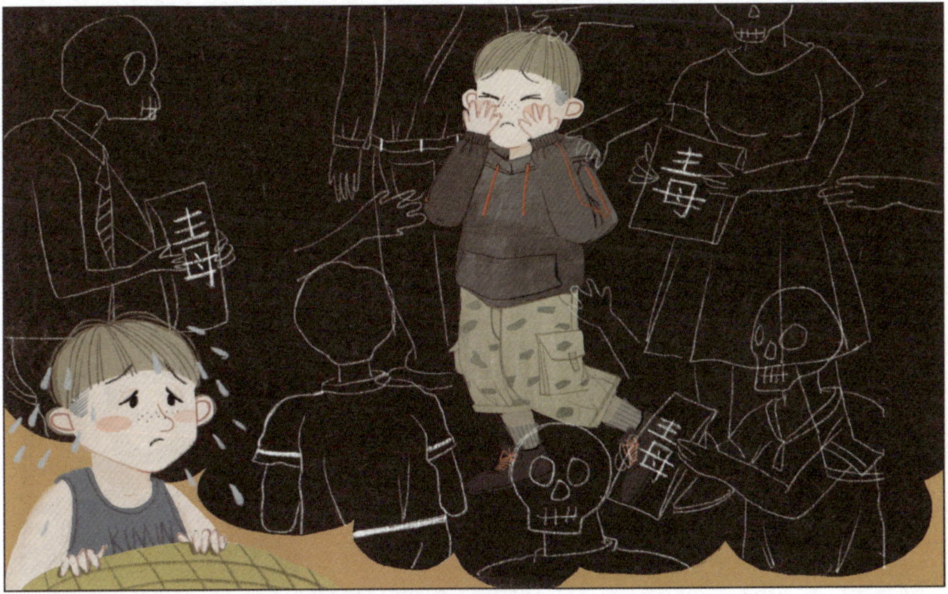

我梦见一个穿黑衣的骷髅，拿着一包东西一直追我，对了，好像上面写着“毒”，我一直逃，但又跑不快，它快要追上时，我就被吓醒了，醒来一身冷汗！

如何远离毒品

毒品是指作为嗜好品用的鸦片、海洛因、吗啡、冰毒等，极易成瘾，危害健康。

危害最大的是鸦片类毒品，它们最易成瘾，最难戒断。

吸食毒品会出现一系列严重不良反应，如焦虑不安、忽冷忽热、流泪、流鼻涕、呕吐、腹泻等，导致精神上痛苦万分。青少年千万不能受人蛊惑尝试毒品，绝不能吸第一口，要做到不听陌生人的话，不喝陌生人的饮料，不吃陌生人的糖果。毒品就像恶魔，人一旦染上，很难解脱。“敲开了毒品的门，等于挖好了自己的坟。”

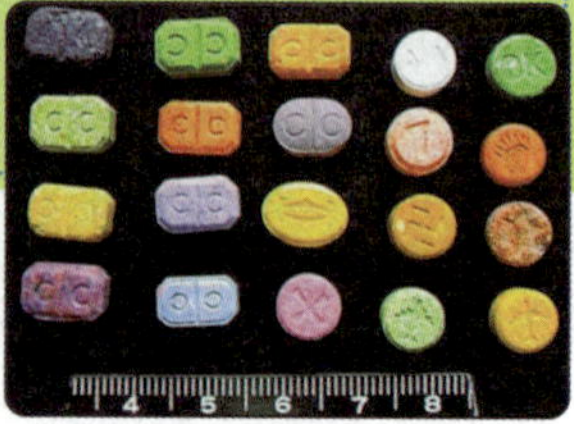

Part 3
做身体的主人

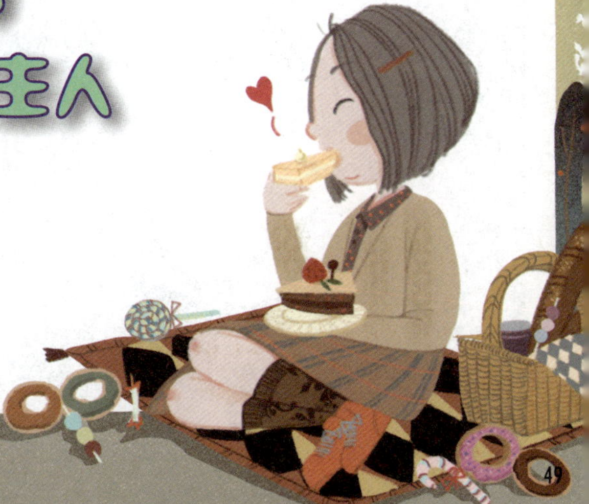

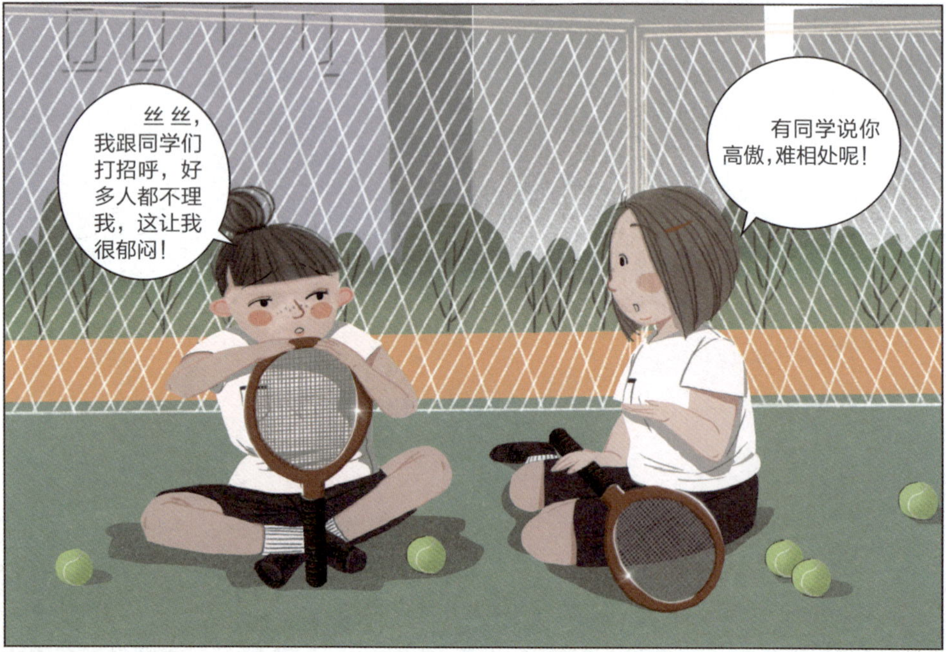
丝丝，我跟同学们打招呼，好多人都不理我，这让我很郁闷！
有同学说你高傲，难相处呢！

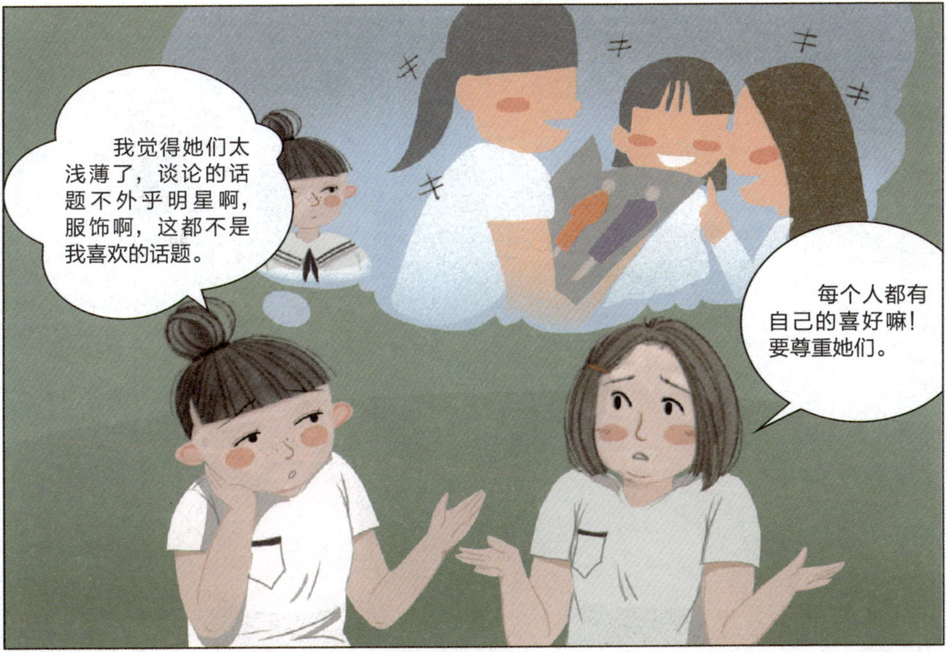
我觉得她们太浅薄了，谈论的话题不外乎明星啊，服饰啊，这都不是我喜欢的话题。
每个人都有自己的喜好嘛！要尊重她们。

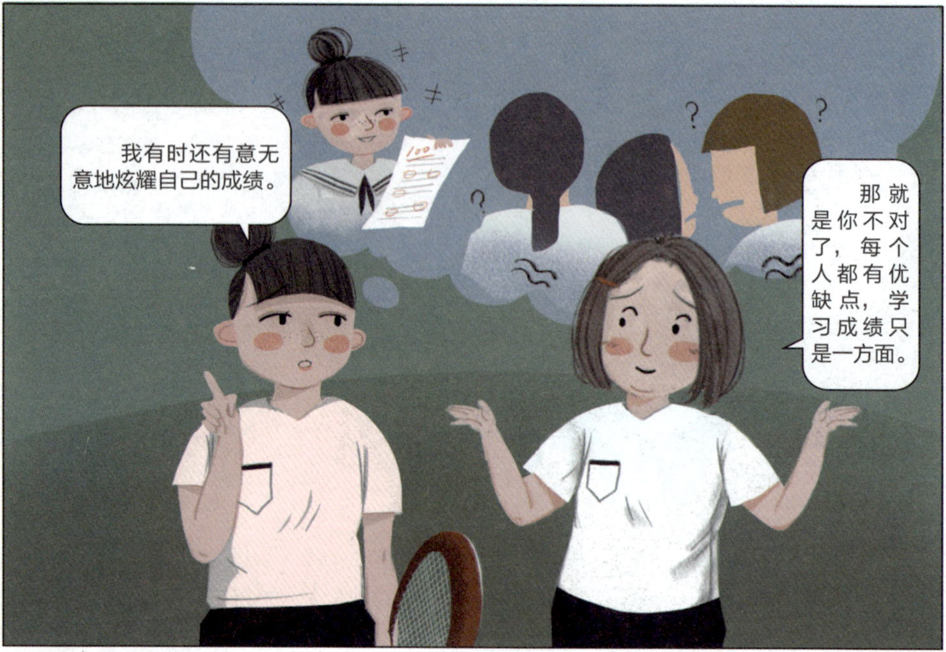
我有时还有意无意地炫耀自己的成绩。
那就是你不对了，每个人都有优缺点，学习成绩只是一方面。

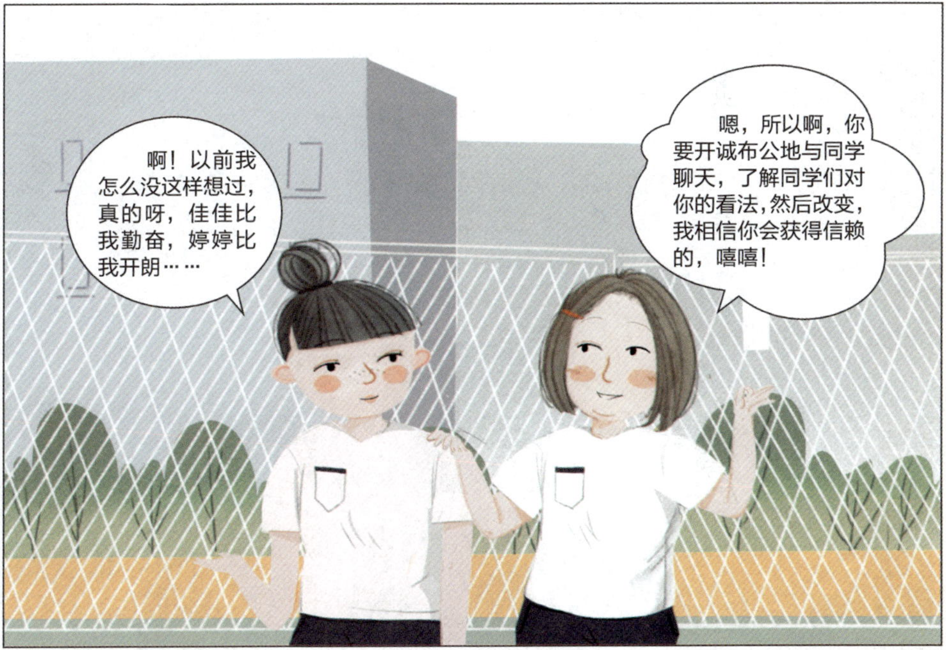
啊！以前我怎么没这样想过，真的呀，佳佳比我勤奋，婷婷比我开朗……
嗯，所以啊，你要开诚布公地与同学聊天，了解同学们对你的看法，然后改变，我相信你会获得信赖的，嘻嘻！

做一个受欢迎的人

要想搞好同学关系，需要学会尊重他人。每个人都有自尊心，有自己的思想和喜好，要懂得维护对方的自尊心，不说伤害别人自尊心的话，不做伤害别人的事，学会宽容和理解，学会倾听和表达，要考虑别人的感受，关爱他人。只要你坦诚待人，真心必将换来真情。

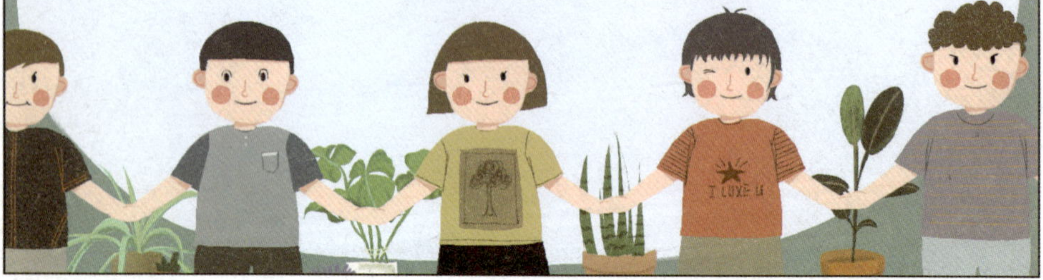

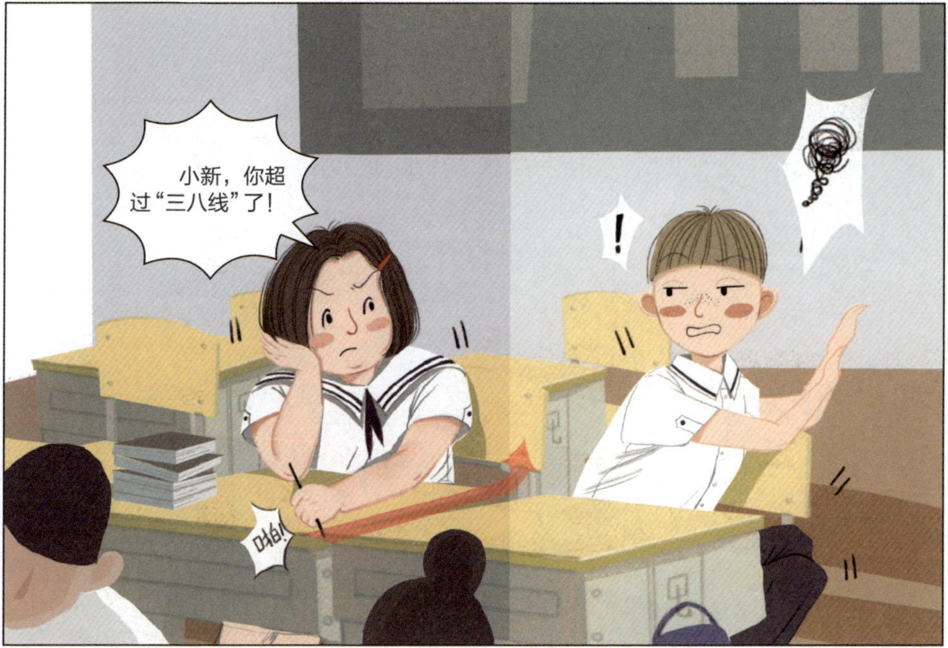
小新，你超过“三八线”了！
!
啪!

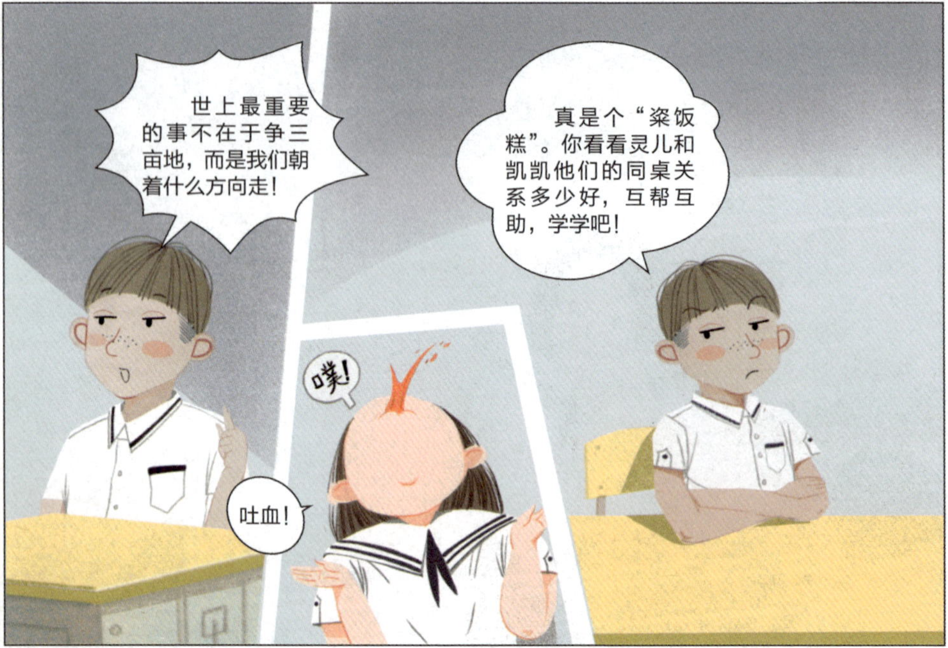
世上最重要的事不在于争三亩地，而是我们朝着什么方向走！
真是个“粢饭糕”。你看看灵儿和凯凯他们的同桌关系多少好，互帮互助，学学吧！
噗！
吐血！

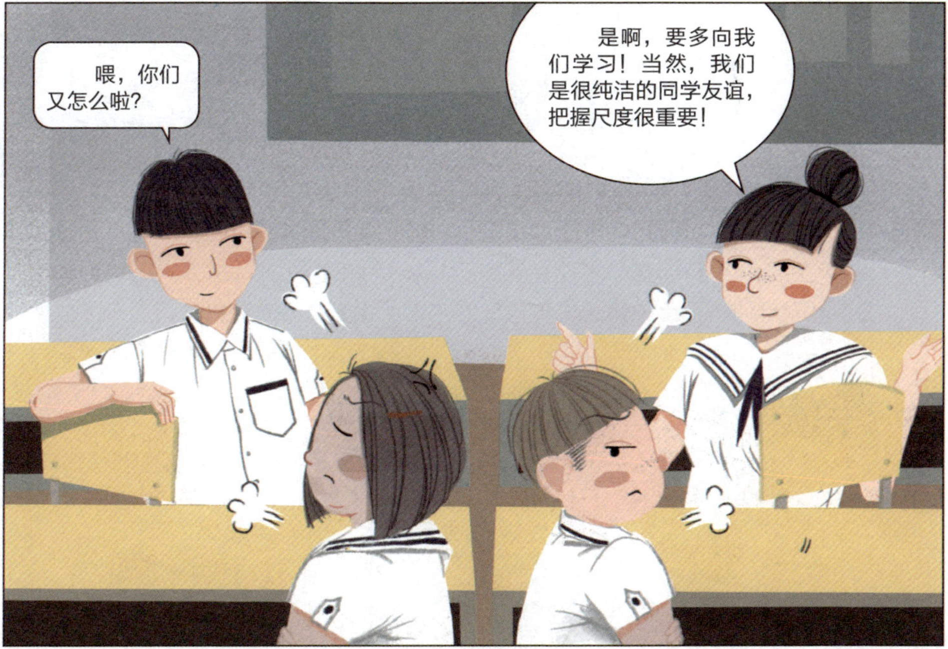
喂，你们又怎么啦?
是啊，要多向我们学习！当然，我们是很纯洁的同学友谊，把握尺度很重要！

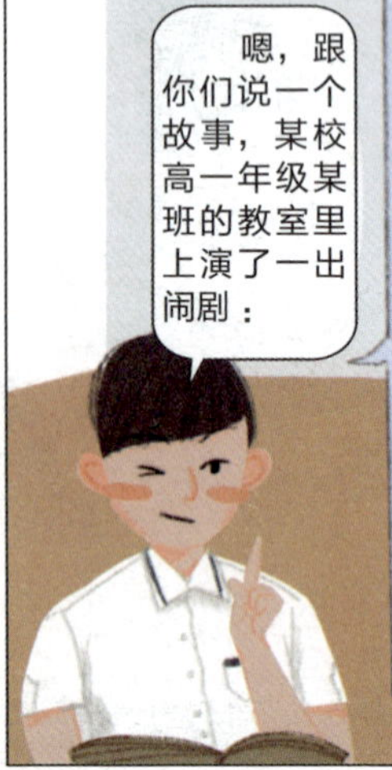

一脸灰暗的女生悦悦在恳求女生瑾将男朋友还给自己，两位女生为此事争得不可开交。原来悦悦曾经有一个男朋友，是同年级的男生杰，悦悦长得很漂亮，杰也是一表人才。一进学校两人就好到了一块儿。悦悦为此着实得意了一阵。不料，进入高一下半学期以后，班里新转学来了一个女生叫瑾，不仅长得漂亮，学习成绩还名列前茅，是同学们心目中真正内外兼修的校花，男生们不断献殷勤。这下杰按捺不住了，如果能追到校花岂不是很风光？于是杰对瑾发起了猛烈的追求，最终如愿赢得了瑾的芳心。

过了一段时间，悦悦和瑾得知了彼此的关系，于是有了故事开头的一幕。当两个女生哭成一团时，不料故事的男主角杰在旁边很不屑地说：“女人真是搞不清楚，男生和女生不就是那么一回事嘛，有什么好争的？”

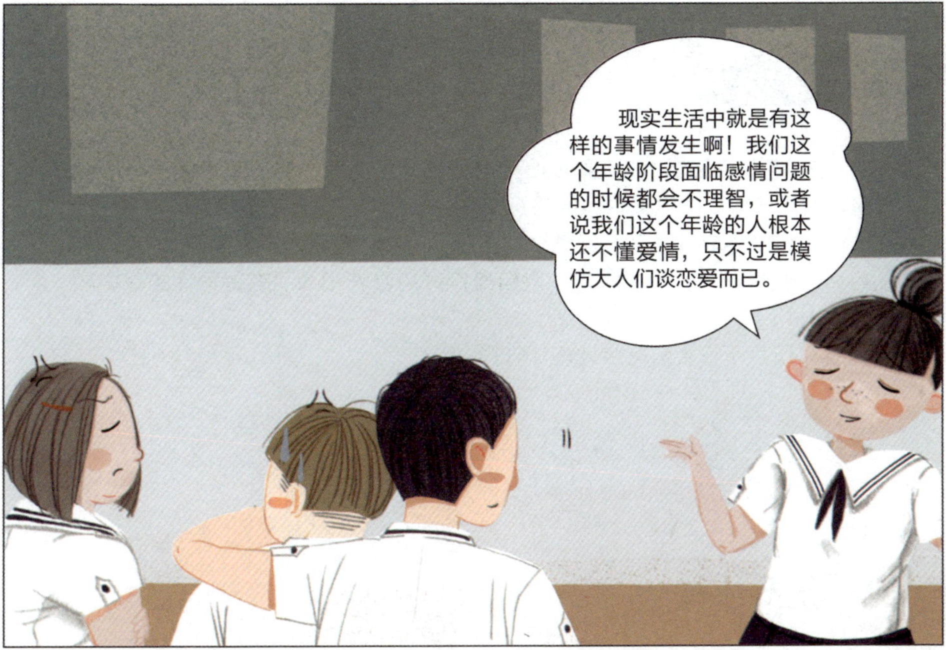
现实生活中就是有这样的事情发生啊！我们这个年龄阶段面临感情问题的时候都会不理智，或者说我们这个年龄的人根本还不懂爱情，只不过是模仿大人们谈恋爱而已。

异性交往的注意点

进入青春期的男孩和女孩渴望与异性同学交往，这对青少年的身心健康具有十分重要的意义，但要注意交往的规则。

1. 以集体交往为宜，避免个别接触，交往程度宜浅不宜深。

2. 诚恳待人，热情大方，以自身良好的修养和人品赢得异性的尊重和友情。

3. 所言所行要留有余地。

故事时间

爱的馈赠

翻到了昨日的日记，那是一段并不很长的心路。

那年我刚好 17 岁，喜欢读书但个性孤傲，各科成绩都不错，常常在校园的那棵绿树下看书。只是有一天，一个男孩开始出现在我的日记里，而且将他描绘得一天比一天清晰。他是我们班的班长，个子高高瘦瘦的，一双眼睛深邃而睿智。他的成绩一直很优秀，个性开朗而率真，喜欢帮助每一个同学。越是心仪的东西越不敢靠近，我把惴惴不安的秘密默默地藏在了心里。我不断地挖掘着自己的潜力。因为我知道，只有出色的女孩才可以和他并肩站在灿烂的阳光下。我希望像

他吸引我一样，有一天我也会让他另眼相看。我开始挤时间出来自主学习，下课的操场上也不太能见到我的人影……就这样到了期末，奇迹出现了：我的成绩一跃到了全班第一。班主任形容我的成绩是直线上升，报刊上也登载了我的随笔。这一切只有我知道，只因为那一份纯纯的向往在引导和激励着自己。

接下去的日子，依然有繁重的功课，但也多了一个女孩和一个男孩的谈天说地……直到毕业，各自考上了理想的大学。

爱拼才会赢！

我很感谢那个男孩。因为他的优秀，我默默追赶；因为他的鼓励，我知道了什么是爱的馈赠。

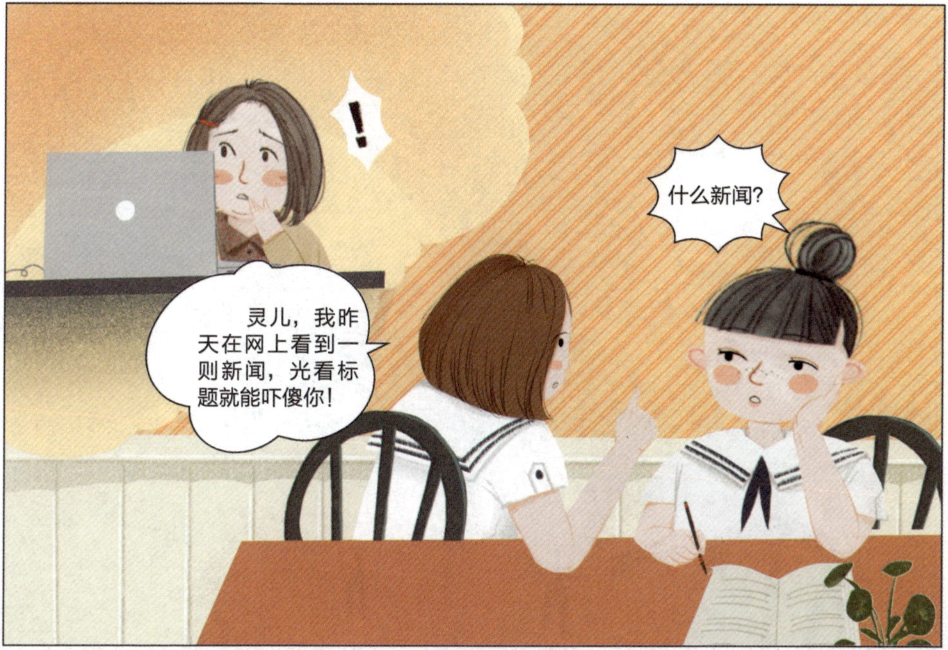
!
什么新闻?
灵儿，我昨天在网上看到一则新闻，光看标题就能吓傻你!

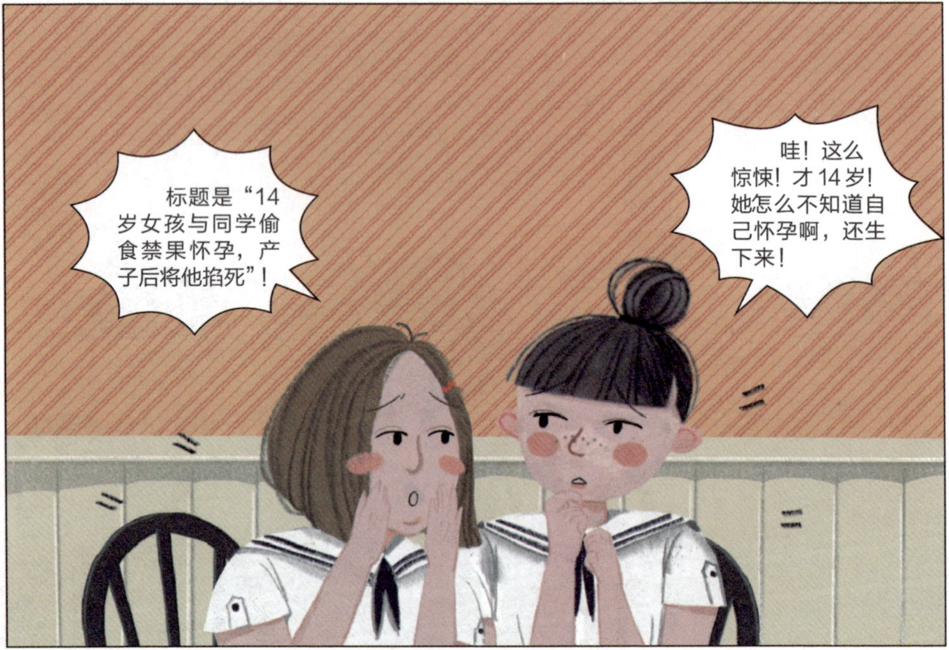
标题是“14岁女孩与同学偷食禁果怀孕，产子后将他掐死”！
哇！这么惊悚！才14岁！她怎么不知道自己怀孕啊，还生下来！

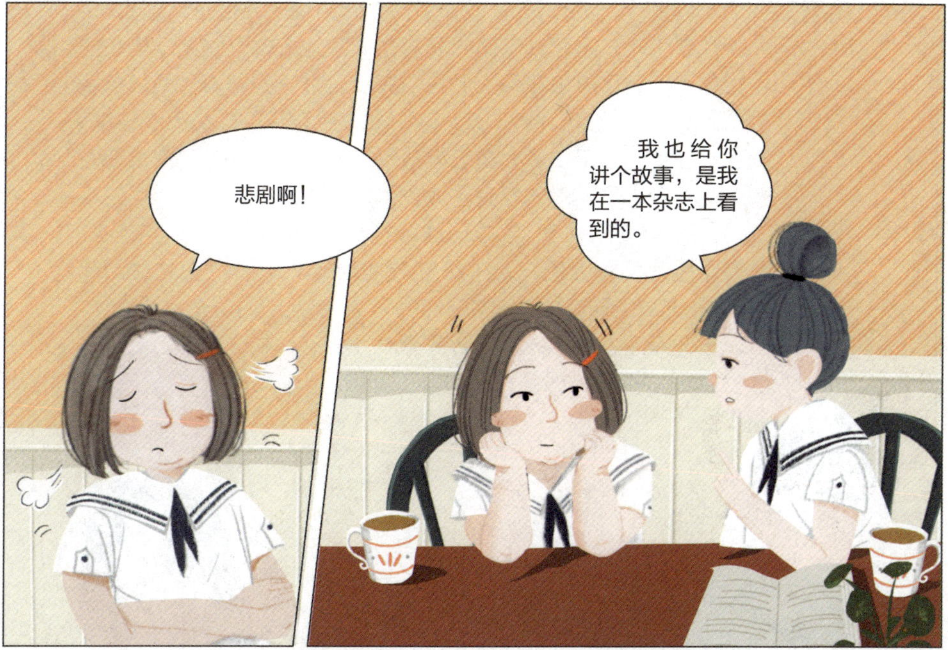
悲剧啊！
我也给你讲个故事，是我在一本杂志上看到的。

菲菲和晓东是素未谋面的网友。菲菲生日这天收到了晓东的礼物，并且见到了这位在网上一直与其聊得很好的帅哥，两颗年轻的心由此碰撞到一起，擦出了火花。晓东对菲菲说，父母都在国外，家里没人陪他过平安夜，自己很孤单，邀请菲菲到自己家过节，菲菲爽快地答应了。两人吃完了饭，依偎在沙发上看电视。这时晓东说，今天是自己的生日，菲菲错愕，说自己不知道今天是晓东的生日，没有带生日礼物给他。晓东说道：“把你自己当作生日礼物给我就好了。”天真的菲菲向认识才半个月的晓东献出了自己。

一个月后，菲菲一直担心的事情发生了，她怀孕了。然而当她抱着唯一的希望找到晓东时，晓东却说：“怎么知道那孩子就一定是我的？！”

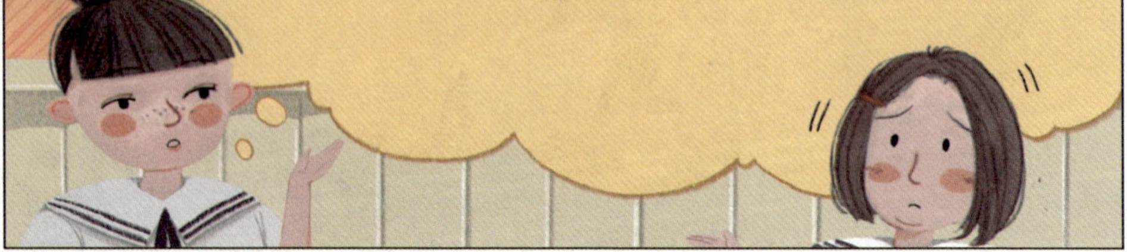

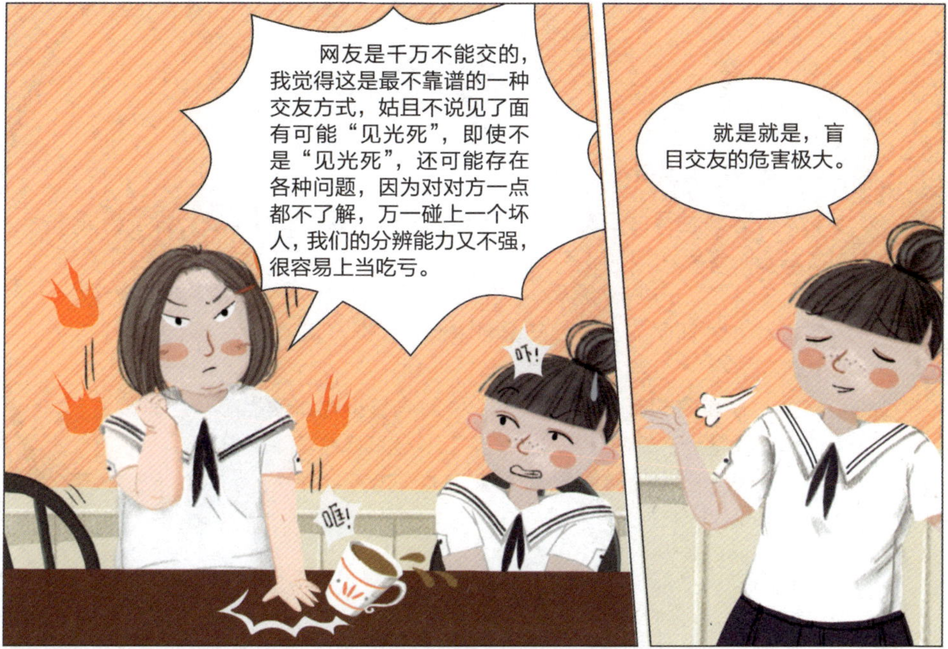
网友是千万不能交的，我觉得这是最不靠谱的一种交友方式，姑且不说见了面有可能“见光死”，即使不是“见光死”，还可能存在各种问题，因为对对方一点都不了解，万一碰上一个坏人，我们的分辨能力又不强，很容易上当吃亏。
吓!
哐!
就是就是，盲目交友的危害极大。

避孕知识链接

1. 有过性接触的女孩如果没有正常来月经，要尽早进行早孕测试或者到医院检查。

2. 人工流产不仅会损伤子宫内膜，还会引起内分泌失调或不孕症。

3. 意外怀孕的女孩要向父母求助，要选择正规大医院就诊，避免去黑诊所。

4. 使用安全套是最安全、不良反应最小的避孕措施。它可以避孕，还可以预防经性接触传播的疾病，如艾滋病、性病、乙肝等。

5. 避孕药属于激素类药物，影响内分泌，不良反应大，少女不宜服用。

安全套正确使用步骤

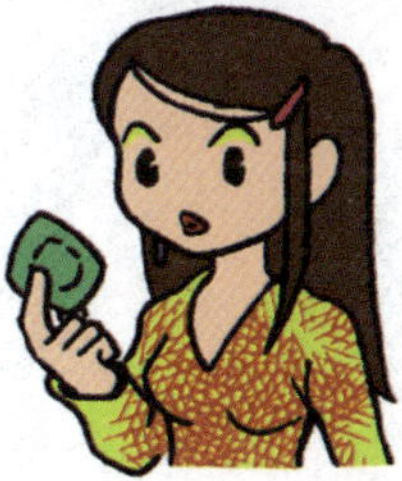

1. 注意有效期，过期的不能使用。撕开安全套包装时不要用剪刀、指甲，避免将安全套弄破。

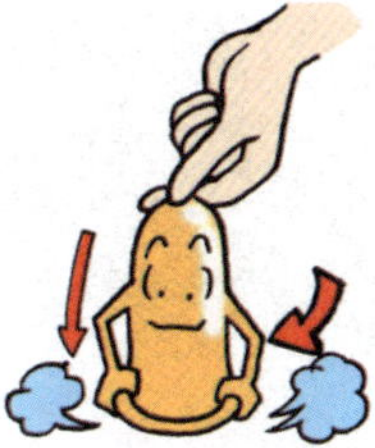

2. 用食指、拇指捏住安全套顶端挤出空气，为储存精液留出空间。在性接触前将安全套套至勃起的阴茎根部。

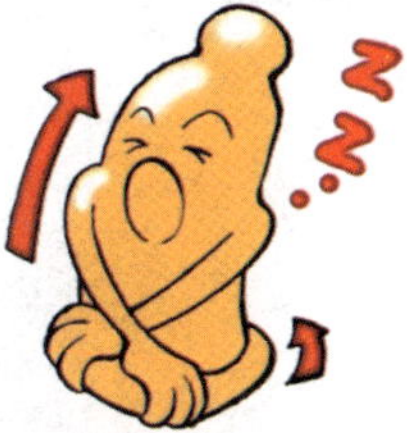

3. 射精后，在阴茎还未疲软前立即将阴茎连同安全套一同退出阴道，退出时要用手把持好安全套开口处，以防滑脱或精液流出。

4. 将用过的安全套打结，丢弃到垃圾桶里。

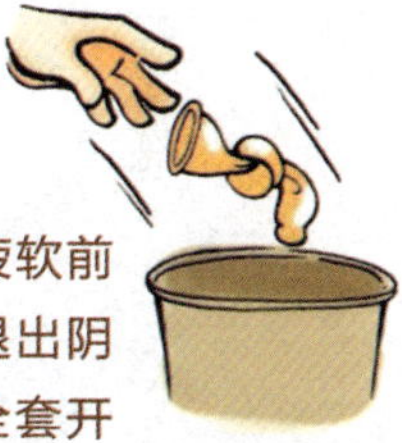

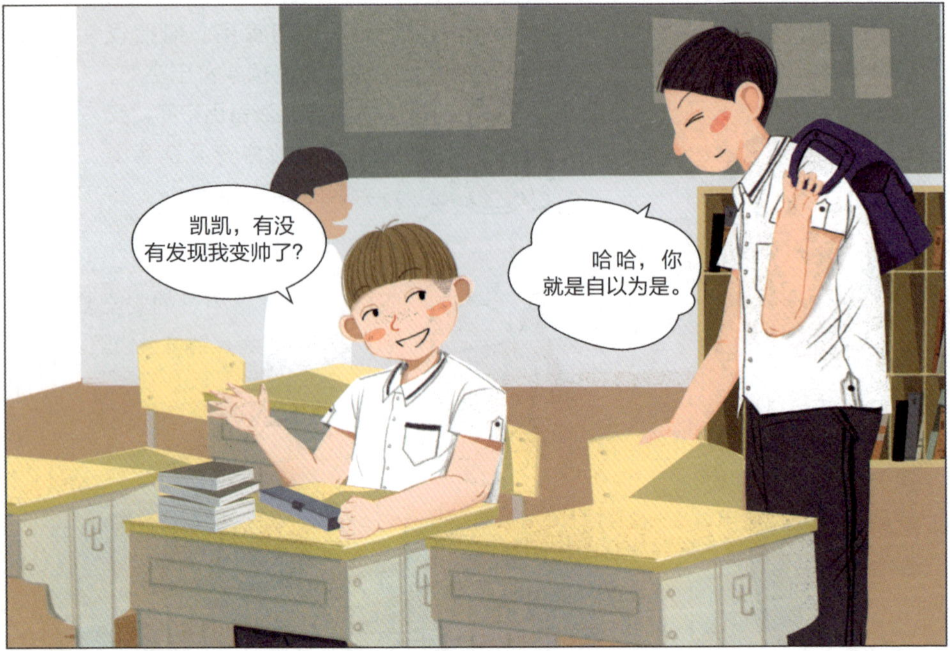
凯凯，有没
有发现我变帅了?
哈哈，你
就是自以为是。

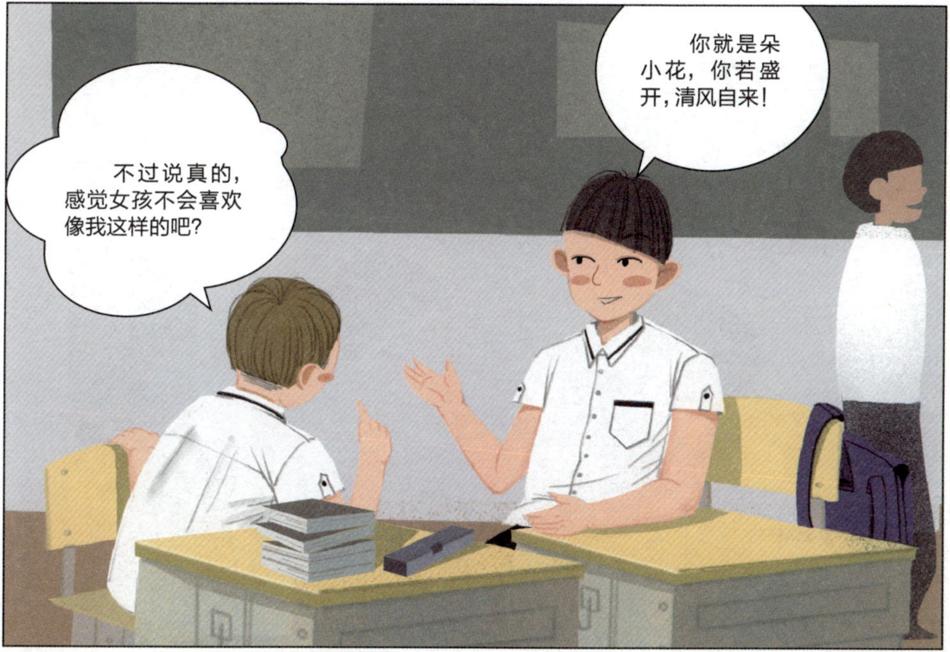
不过说真的，感觉女孩不会喜欢像我这样的吧?
你就是朵小花，你若盛开，清风自来!

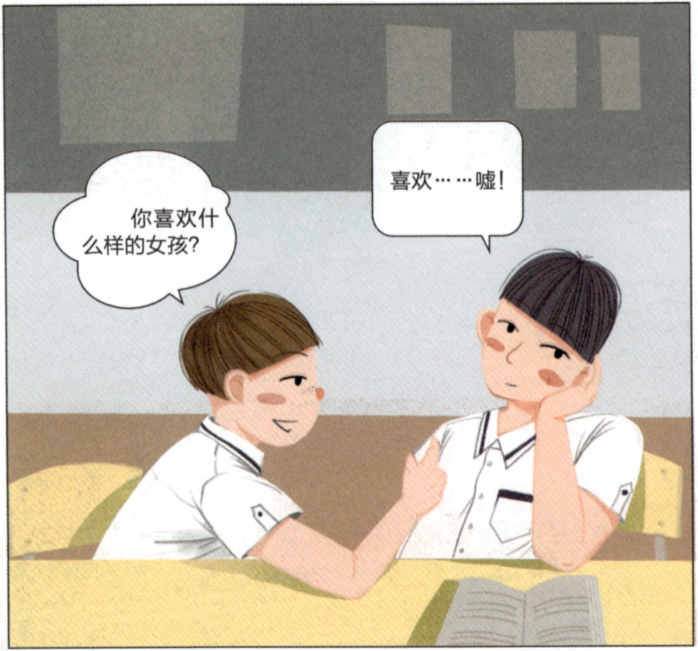
你喜欢什么样的女孩?
喜欢……嘘!

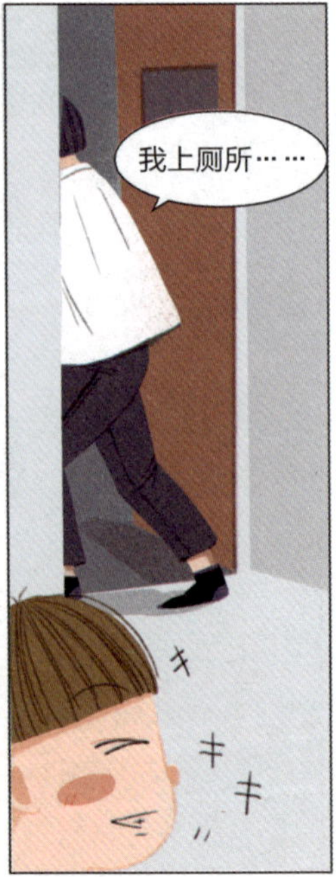
我上厕所……

关于性自慰

性自慰是指通过自我抚弄或刺激性器官而产生性兴奋或性高潮的一种行为。在青春期的男孩和女孩均可发生性自慰，以男孩更多见。

偶尔的、能自我节制的性自慰对身体健康没什么危害，也不会导致成年以后的性功能障碍，不必有悔恨、恐惧和情绪紧张等心理压力。需要提醒的是，性自慰过度对身体不利。另外，女孩千万不能往阴道内塞异物，那样做会导致女性处女膜破裂及感染。

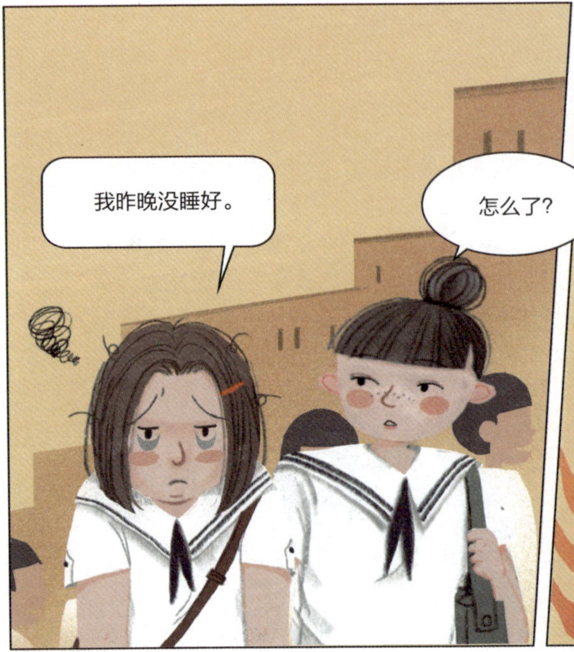
我昨晚没睡好。
怎么了?

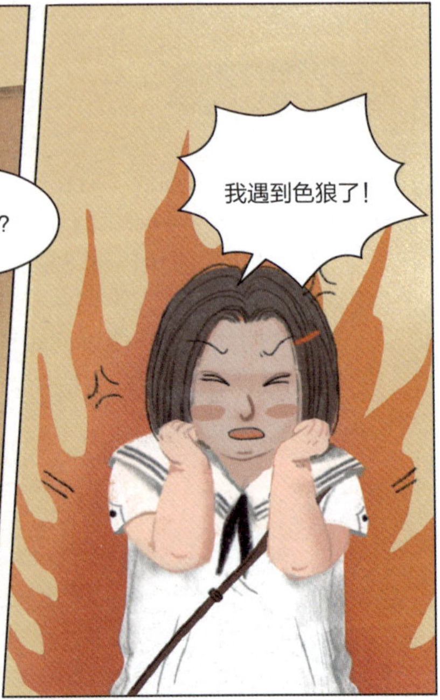
我遇到色狼了!

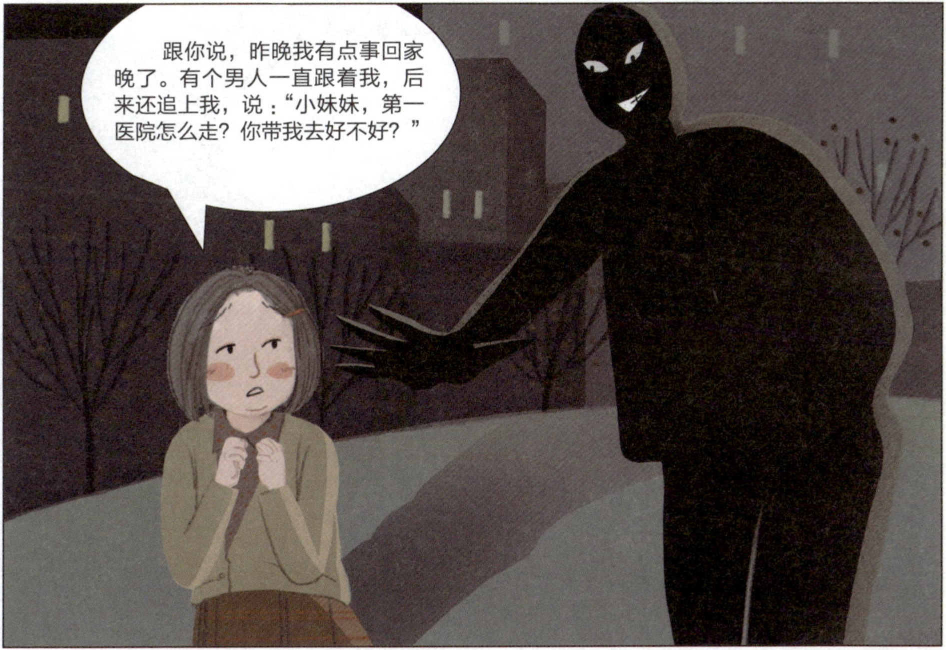
跟你说，昨晚我有点事回家晚了。有个男人一直跟着我，后来还追上我，说：“小妹妹，第一医院怎么走？你带我去好不好？”

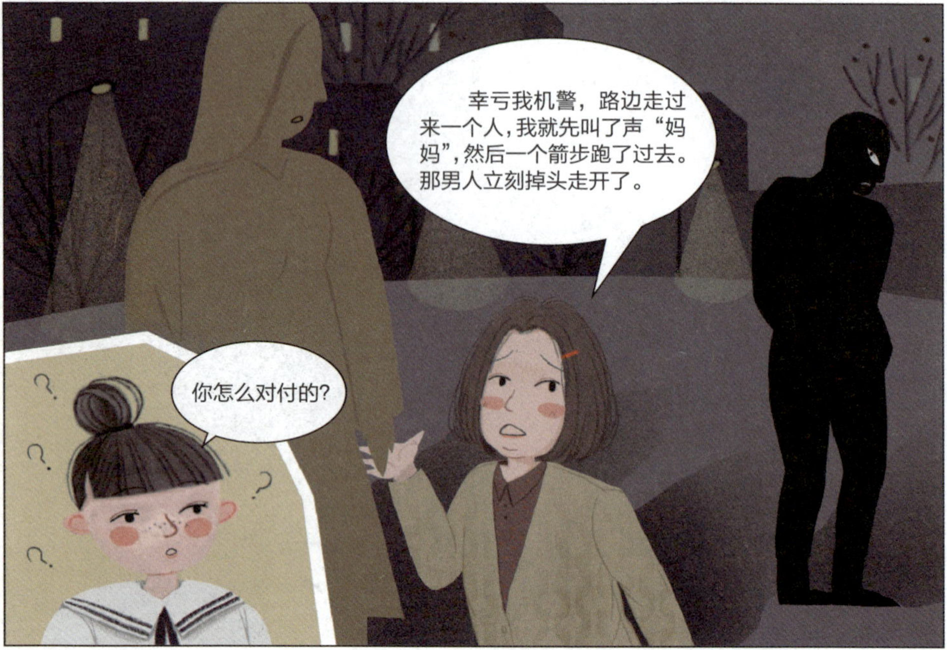
幸亏我机警，路边走过来一个人，我就先叫了声“妈妈”，然后一个箭步跑了过去。那男人立刻掉头走开了。
你怎么对付的?

法律链接

《中华人民共和国刑法》对保护未成年人性安全有哪些法律规定?

1. 奸淫幼女是指行为人与不满 14 周岁的幼女发生性关系的行为，而不论幼女是否同意，行为人是否采用了暴力、胁迫或者其他手段。《中华人民共和国刑法》规定，奸淫不满 14 周岁幼女的，以强奸论，从重处罚。根据情形，可处 10 年以上有期徒刑、无期徒刑或者死刑。

2. 引诱幼女卖淫罪。

3. 强迫卖淫罪。

4. 猥亵儿童罪 。

5. 传播淫秽物品罪。向不满 18 周岁的未成年人传播淫秽物品的，从重处罚。

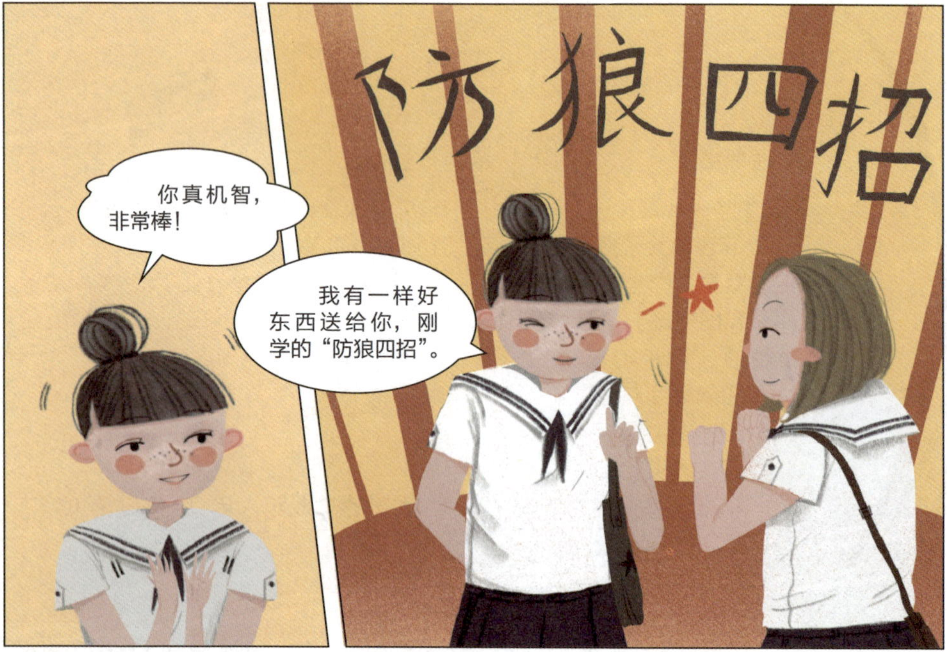
你真机智，非常棒！
防狼四招
我有一样好东西送给你，刚学的“防狼四招”。

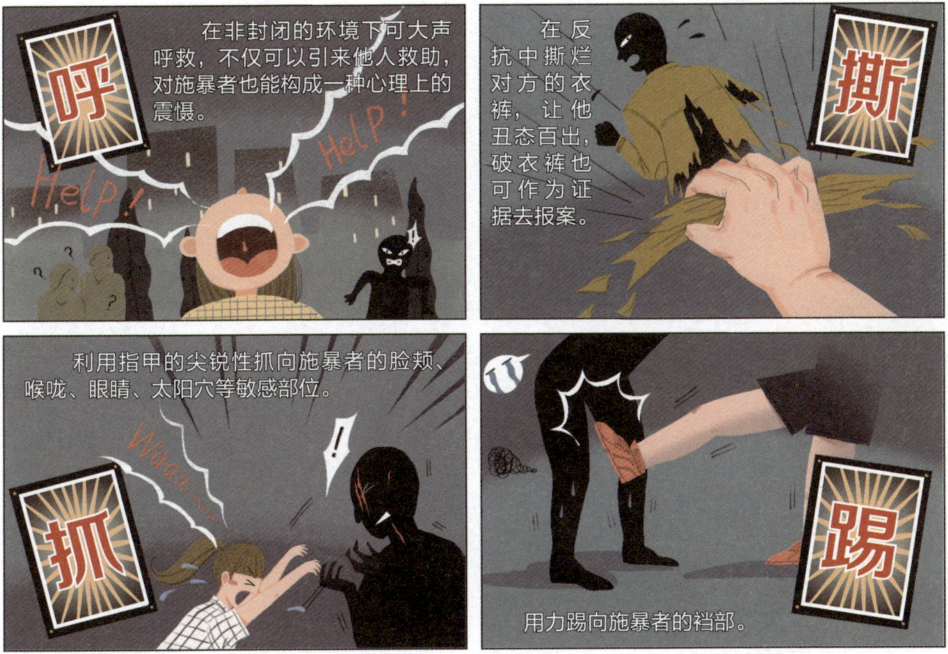
呼
在非封闭的环境下可大声呼救，不仅可以引来他人救助，对施暴者也能构成一种心理上的震慑。
Help!
Help!
在反抗中撕烂对方的衣裤，让他丑态百出，破衣裤也可作为证据去报案。
撕
利用指甲的尖锐性抓向施暴者的脸颊、喉咙、眼睛、太阳穴等敏感部位。
Waaa~~
!
抓
用力踢向施暴者的裆部。
踢

关于性侵犯

性侵犯是指对他人采用欺骗、施暴、教唆及其他方式进行猥亵、性骚扰或强奸等侵犯行为。

性侵犯是性伤害的一种，其对象不仅是异性，还包括同性。

常见的性侵犯有以下几种：不必要而故意谈论有关性的话题；不必要的接触或抚摸他人的身体；以性作为贿赂或要挟的行为。

需要强调的是，当你发觉对方有性侵犯企图时，拒绝态度一定要明确而坚定。

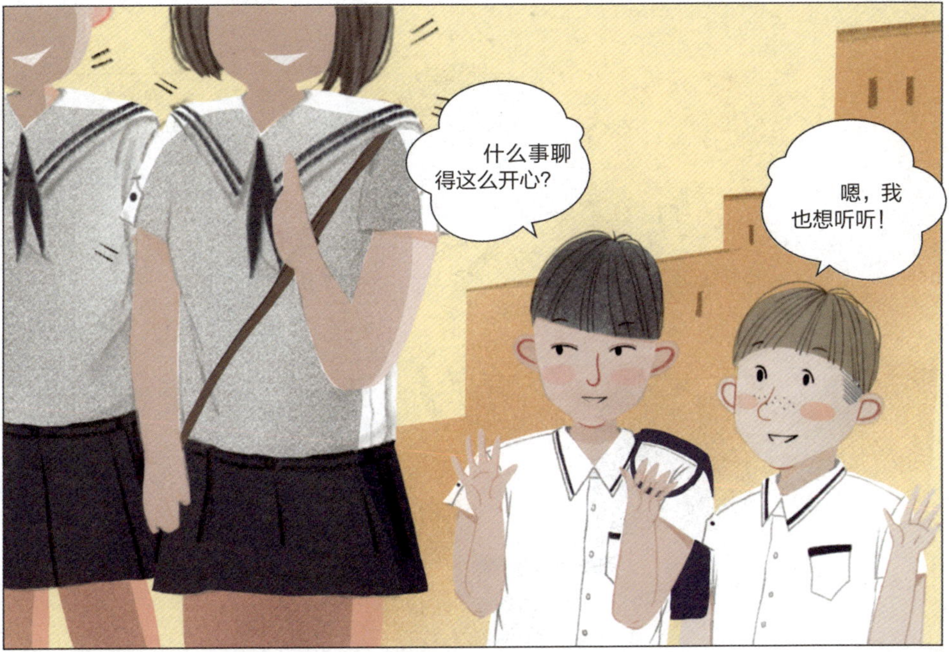
什么事聊
得这么开心?
嗯，我
也想听听!

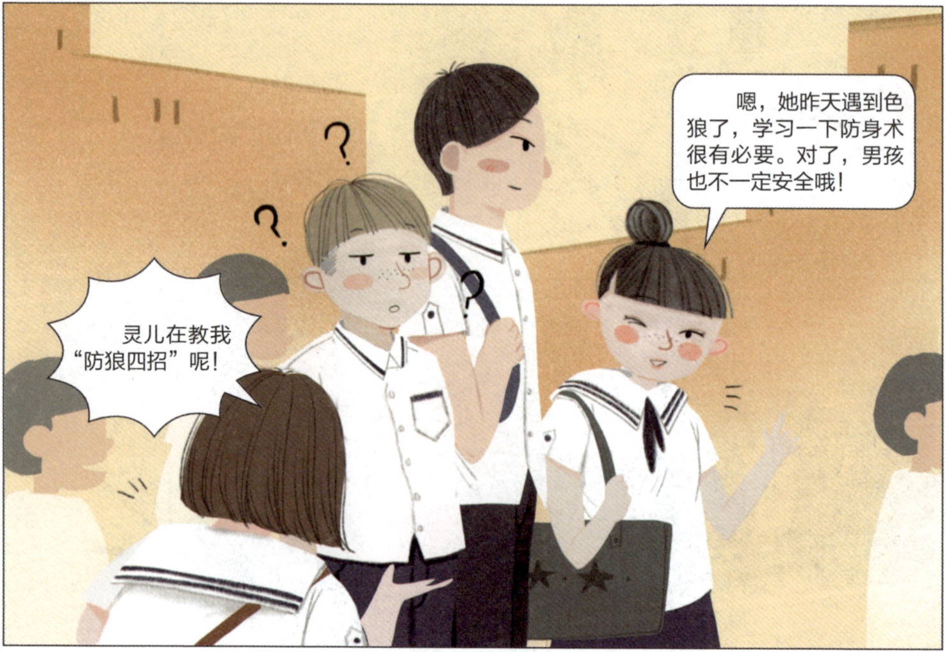
嗯，她昨天遇到色狼了，学习一下防身术很有必要。对了，男孩也不一定安全哦！
灵儿在教我“防狼四招”呢！

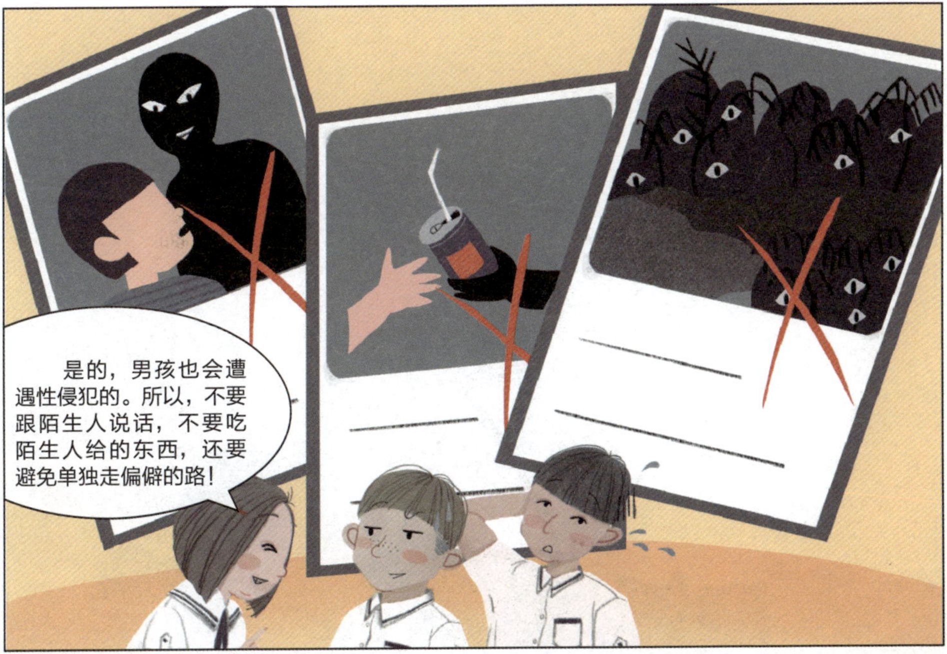
是的，男孩也会遭遇性侵犯的。所以，不要跟陌生人说话，不要吃陌生人给的东西，还要避免单独走偏僻的路！

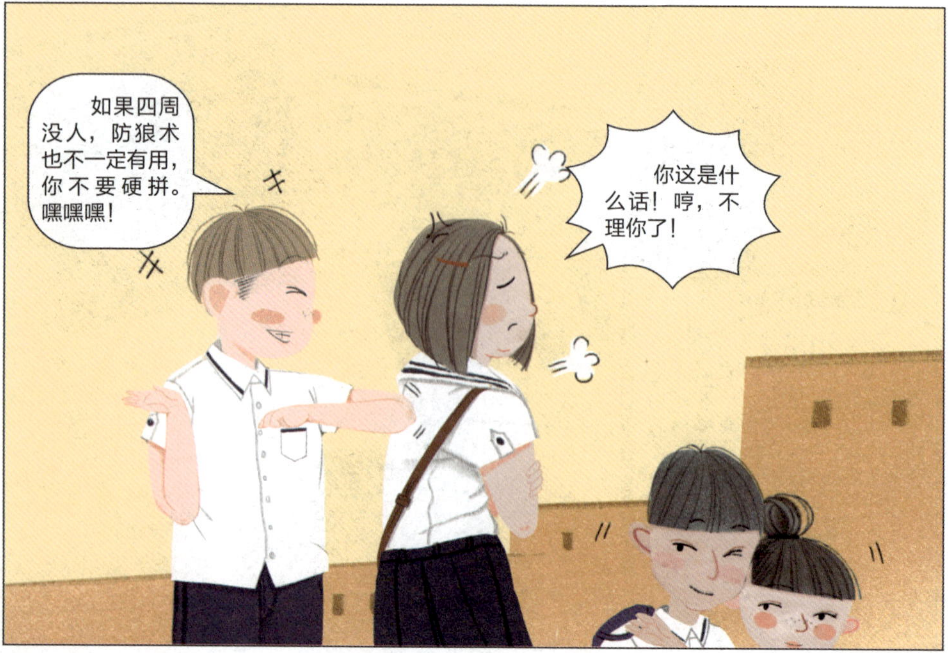
如果四周没人，防狼术也不一定有用，你不要硬拼。嘿嘿嘿！
你这是什么话！哼，不理你了！

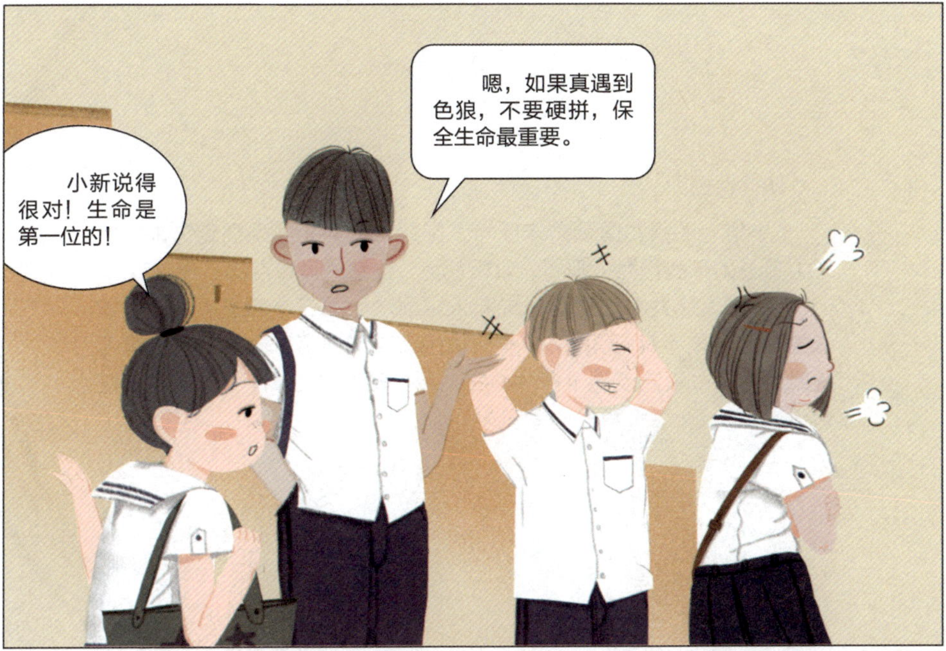
嗯，如果真遇到色狼，不要硬拼，保全生命最重要。
小新说得很对！生命是第一位的！

法律链接

《中华人民共和国预防未成年人犯罪法》第十四条规定未成年人不得有下列不良行为：观看、收听色情、淫秽的音像制品、读物等。

《中华人民共和国预防未成年人犯罪法》第三十四条规定的违法行为有（严重不良行为）：传播淫秽的读物或者音像制品等；进行淫乱或者色情、卖淫活动；多次偷窃；参与赌博，屡教不改；吸食、注射毒品。

安全防范知识

1. 不进入营业性酒吧、网吧、歌舞厅。
2. 不要轻信他人而随意在网上透露自己的真实信息。
3. 避免单独与网友约会。
4. 不进入色情网站，不浏览色情图片，不观看色情影视作品。

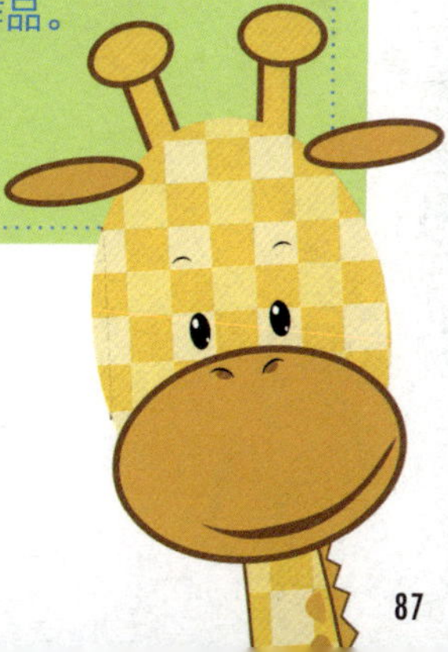

Part 4

让身体远离疾病

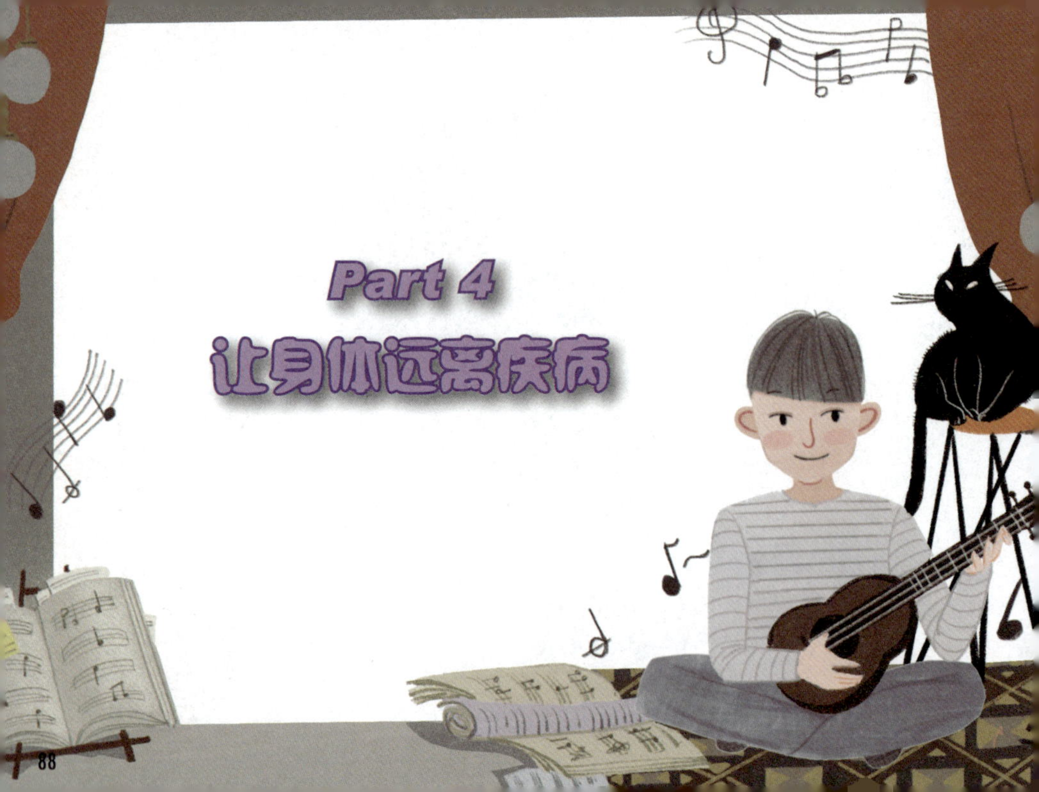

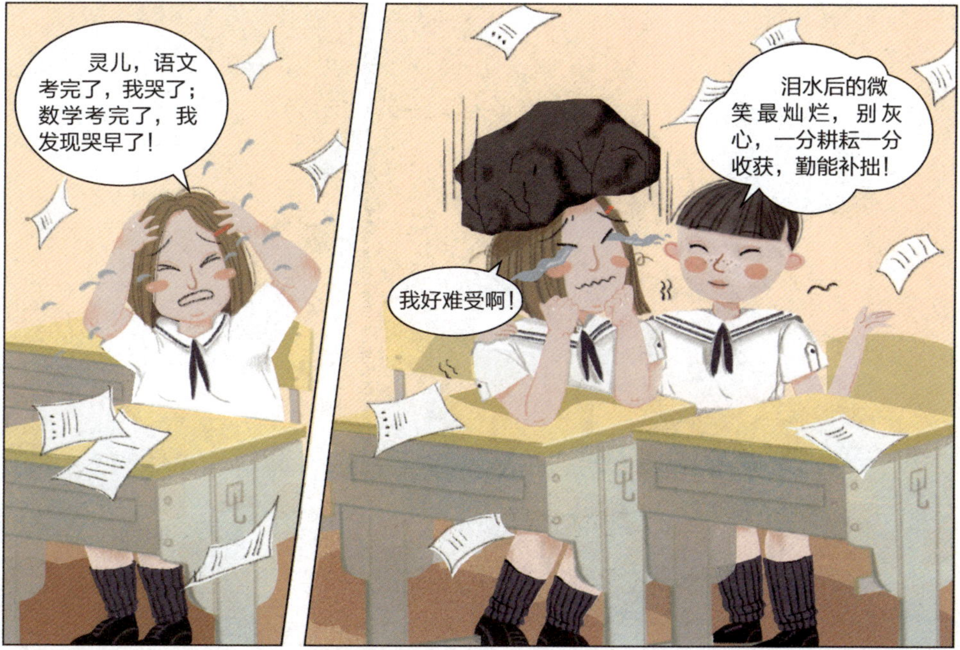
灵儿，语文考完了，我哭了；数学考完了，我发现哭早了！
我好难受啊！
泪水后的微笑最灿烂，别灰心，一分耕耘一分收获，勤能补拙！

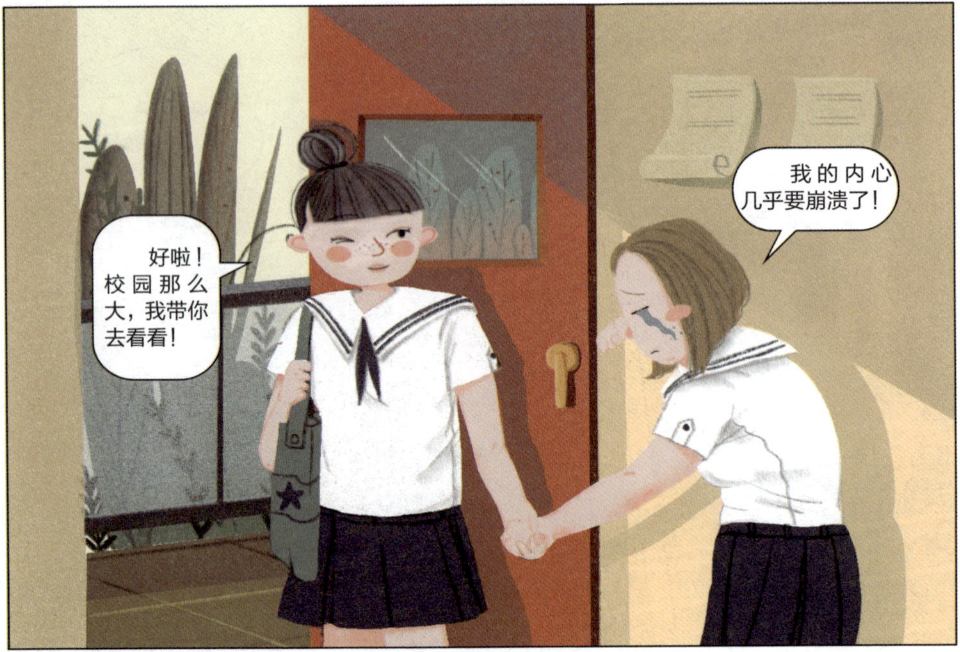
好啦！校园那么大，我带你去看看！
我的内心几乎要崩溃了！

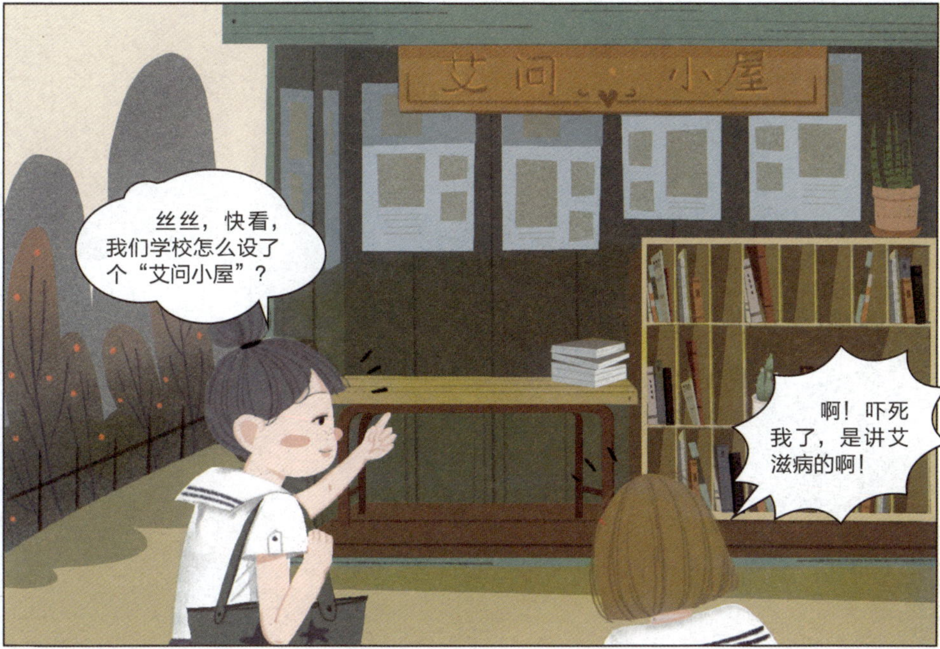
艾问小屋
丝丝，快看，我们学校怎么设了个“艾问小屋”？
啊！吓死我了，是讲艾滋病的啊！

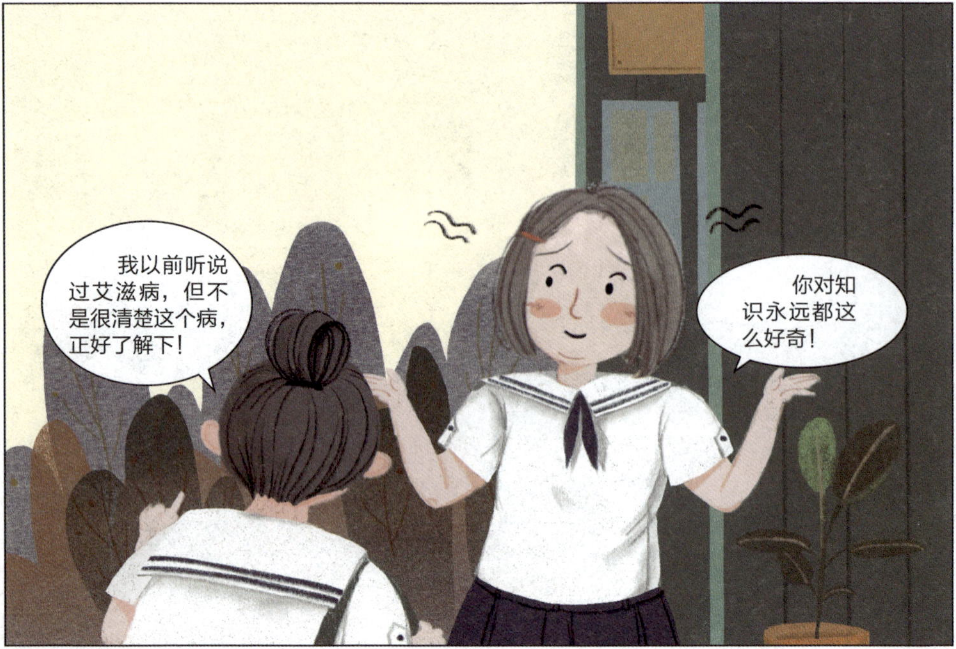
我以前听说过艾滋病，但不是很清楚这个病，正好了解下！
你对知识永远都这么好奇！

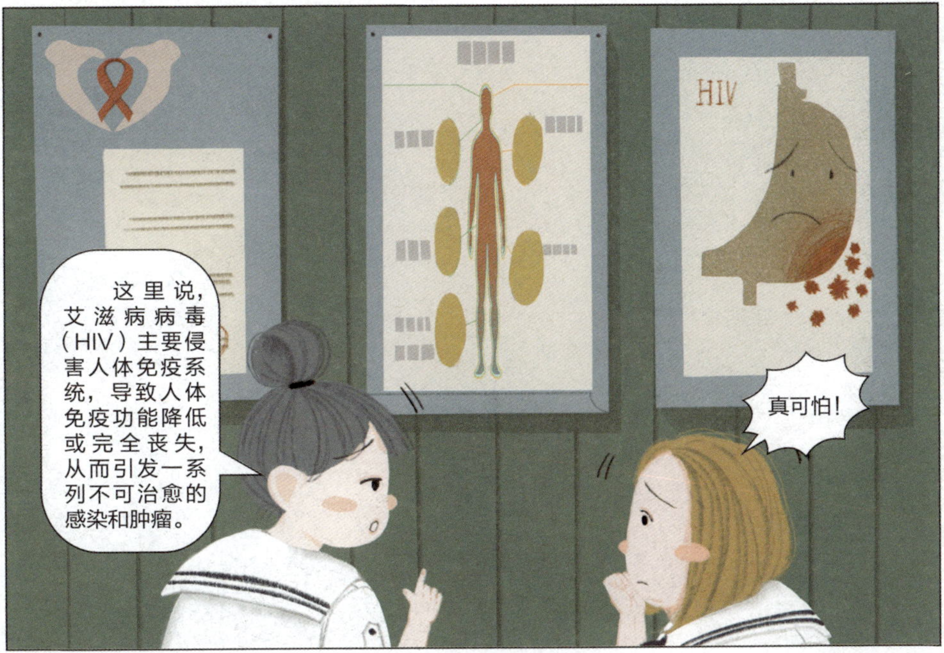
HIV
这里说，艾滋病病毒（HIV）主要侵害人体免疫系统，导致人体免疫功能降低或完全丧失，从而引发一系列不可治愈的感染和肿瘤。
真可怕！

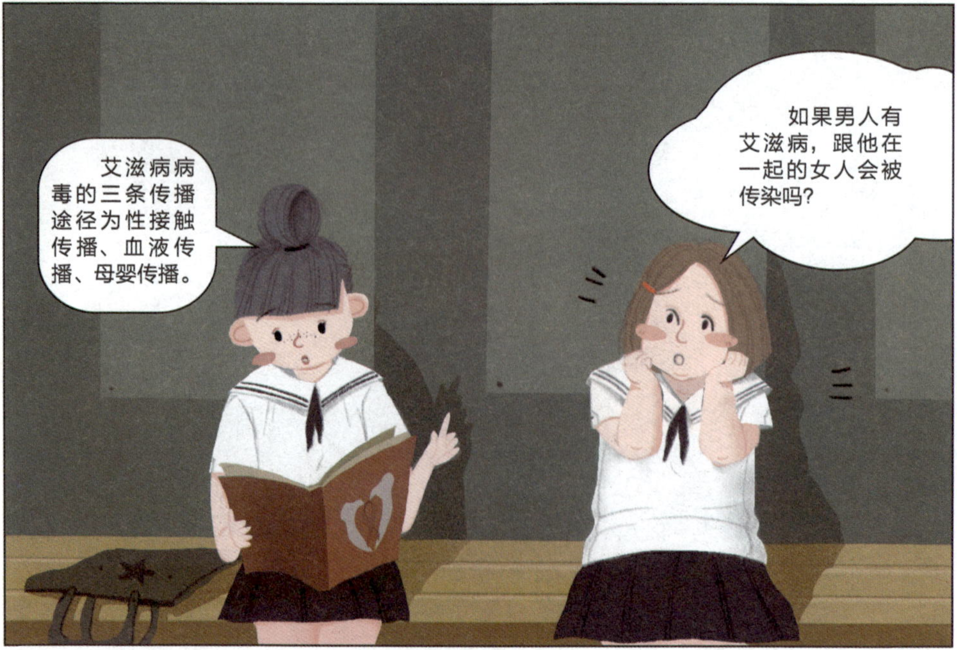
艾滋病病毒的三条传播途径为性接触传播、血液传播、母婴传播。
如果男人有艾滋病，跟他在一起的女人会被传染吗?

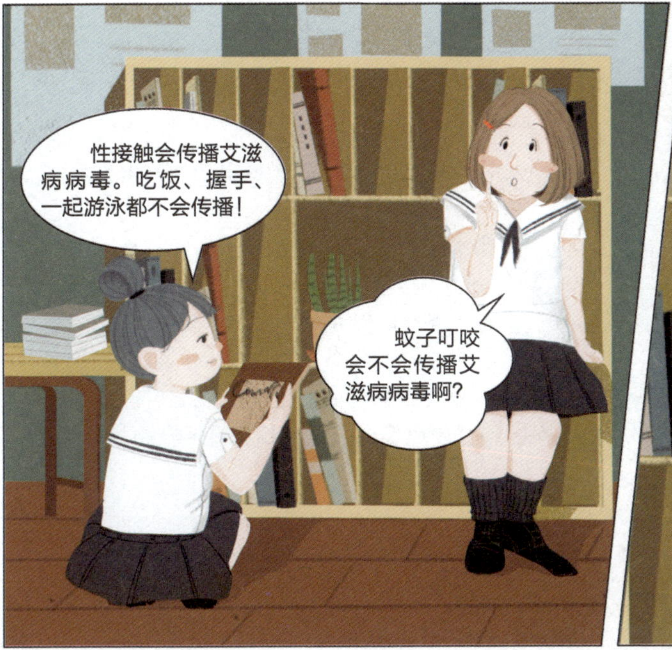
性接触会传播艾滋病病毒。吃饭、握手、一起游泳都不会传播！
蚊子叮咬会不会传播艾滋病病毒啊？

资料里说，不会！

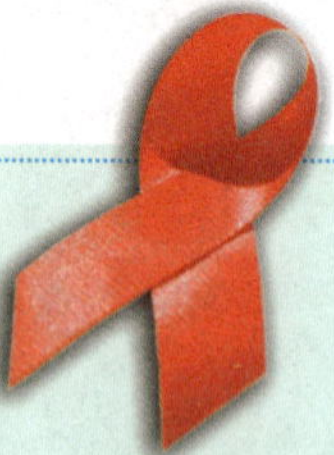

认识艾滋病

艾滋病（AIDS）是由艾滋病病毒（HIV）感染引起的一种病死率极高的严重传染病。

艾滋病的预防措施有以下几点：青少年和未婚者不要有婚前性行为；正确使用安全套；尽量不输血，不使用血制品，如特殊情况需要使用，必须使用经严格检测合格的血液；必须打针时，应使用一次性注射器；已感染 HIV 的妇女尽量避免生育。

需要强调的是，服用抗病毒药物只能减缓艾滋病的发展。截至目前，艾滋病仍是不治之症。另外，艾滋病患者和艾滋病病毒感染者都具有传染性。

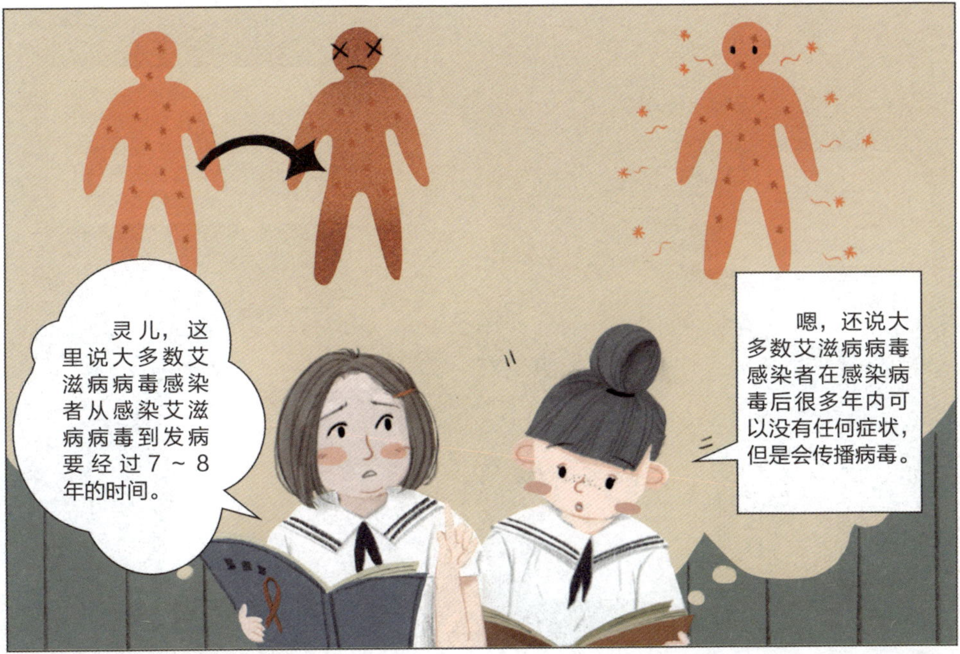
灵儿，这里说大多数艾滋病病毒感染者从感染艾滋病病毒到发病要经过7～8年的时间。
嗯，还说大多数艾滋病病毒感染者在感染病毒后很多年内可以没有任何症状，但是会传播病毒。

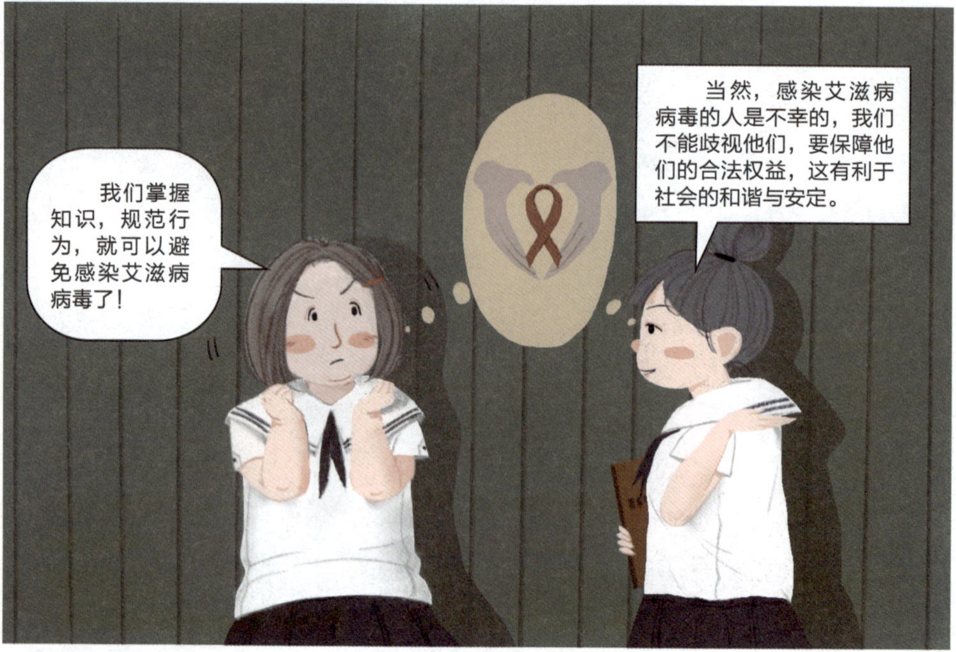
我们掌握知识，规范行为，就可以避免感染艾滋病病毒了！
当然，感染艾滋病病毒的人是不幸的，我们不能歧视他们，要保障他们的合法权益，这有利于社会的和谐与安定。

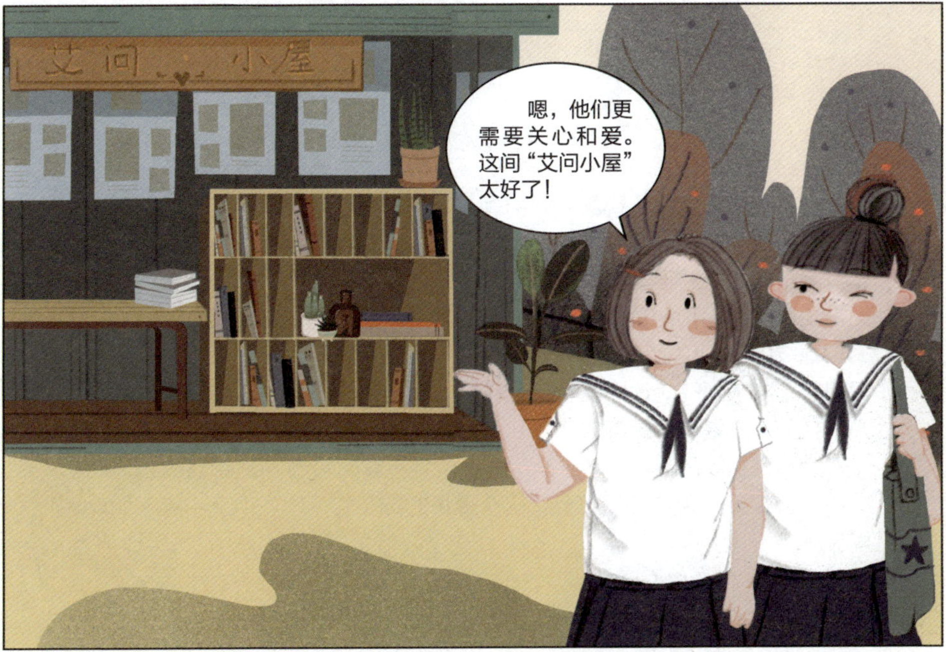
艾问小屋
嗯，他们更需要关心和爱。这间“艾问小屋”太好了！

真实故事

艾滋病让她失去了做母亲的权利

在丈夫的陪同下，简按约定时间来到疾控中心。出现在我面前的是一个面容清秀、穿着朴素的恬静女孩，她极力想保持平静和自然，但还是掩盖不了内心的不安和恐惧。

我尽量用平和的语气告诉她：经过检测，她被确认感染了艾滋病病毒。她听到后，脸上没有了表情，愣了半天没有说话，接着大滴大滴的眼泪流了出来，喃喃地念着：“不会的，不会的……”

终于，简慢慢平静下来了。

“那我的孩子会不会有事？”简用极度不安又带着强烈希冀的目光殷切地看着我，我实在不忍心将这个最坏的结局告诉她，但又不得不如实告知。

“哇……”简再也控制不住了。

简出生在一个并不富裕的农民家庭，初中毕业以后，她没有考高中，待业在家。

因为学历比较低，要想找个好工作非常困难。在同乡的介绍下，简来到南方打工，进了当地一家服装厂。

“大城市的诱惑太多了！我挣的那点钱根本就不够花。说实话，我以前特别看不起那些靠男人吃饭的女孩，谁能想到我最后也会走到这一步呢？”简在服装厂干了几个月就辞职了，经朋友介绍，她到一家夜总会工作。

在厌倦了一段醉生梦死的生活之后，简决定找个老实的男人嫁了，重新开始新生活。

后来，简遇见了现在的老公轩。他们同居了，再后来，简就怀孕了。

说起这些，简的脸上满是柔情。在怀孕7个月的时候，简又去做孕期检查，这次检查有一个艾滋病的筛查项目。“我身体一向挺好的，谁能想到会有问题呢！当你们要求我再一次抽血化验时，我有一种不祥的预感，但是我绝对没有想到会得这种病的。再过 2 个月，宝宝就要出世了……”简再次沉浸在痛苦当中，停顿片刻，“为什么我会得这样的病，难道真的是对我做错事的惩罚吗？”

听到这句话，我内心同样觉得异常的悲凉。

尽管很痛苦，简和丈夫最终还是决定把孩子打掉。

那天，做完引产后，她紧闭双唇，下唇深深印着一排齿痕，眼睛盯着天花板。“宝宝没了，我再也不能当妈妈了！”简幽幽地说，“我对不起我的孩子！这是老天对我的惩罚……”

我能深深感受到她的那种撕心裂肺的痛苦和极度的无助！

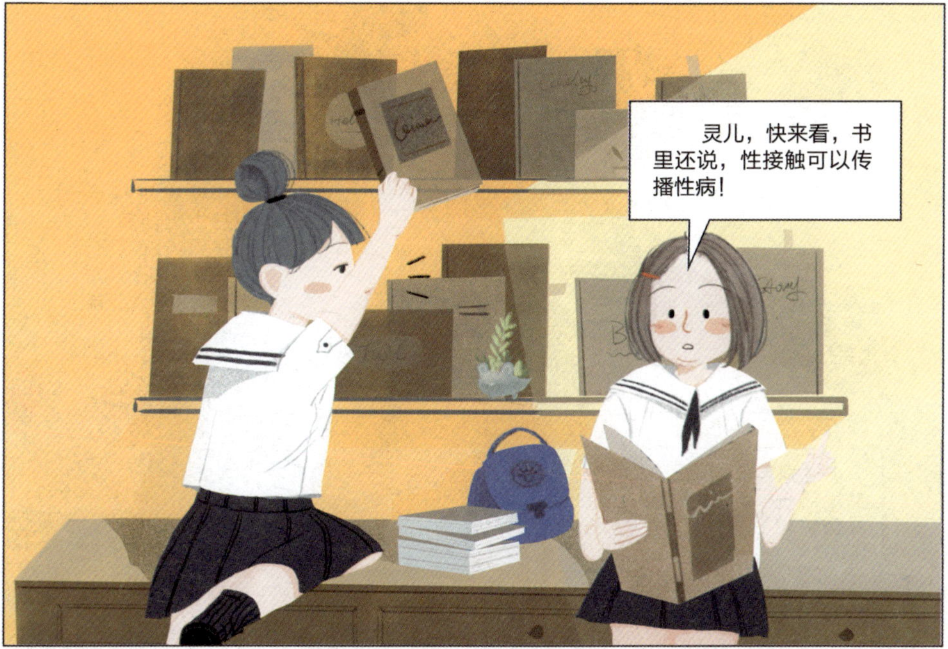
灵儿，快来看，书里还说，性接触可以传播性病！

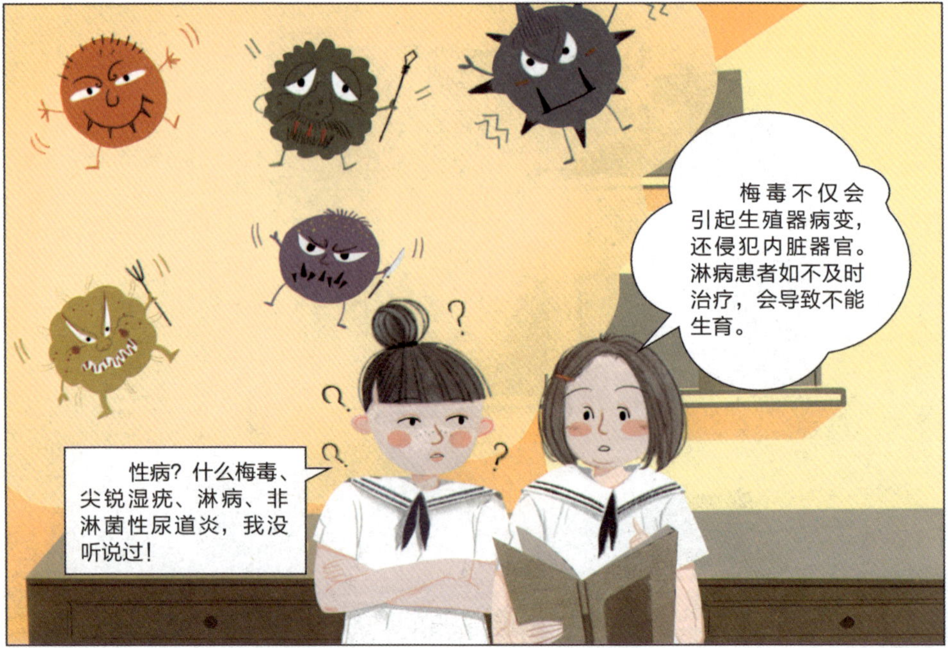
梅毒不仅会引起生殖器病变，还侵犯内脏器官。淋病患者如不及时治疗，会导致不能生育。
性病？什么梅毒、尖锐湿疣、淋病、非淋菌性尿道炎，我没听说过！

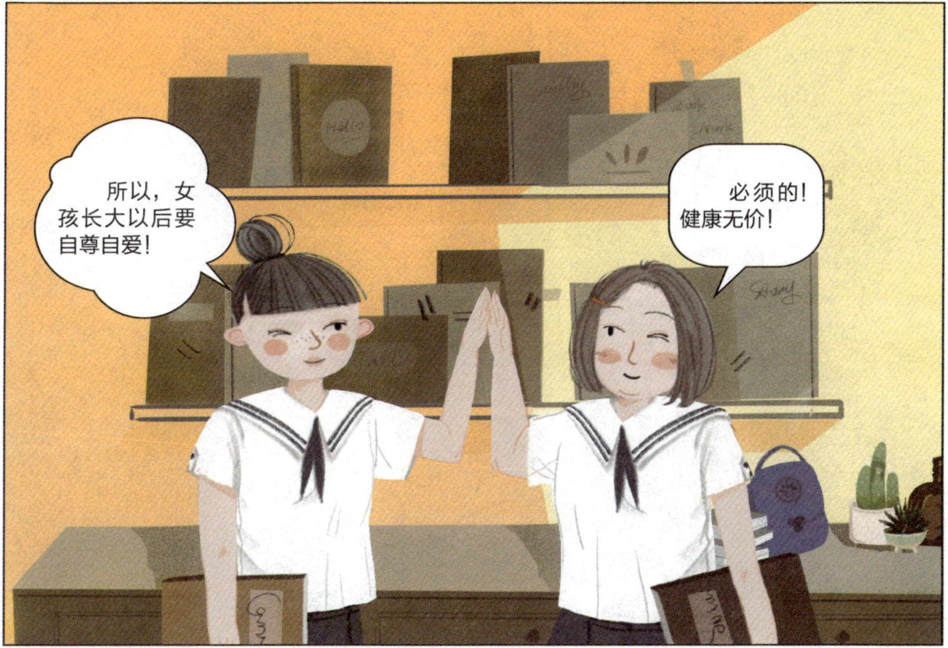
所以，女孩长大以后要自尊自爱！
必须的！健康无价！

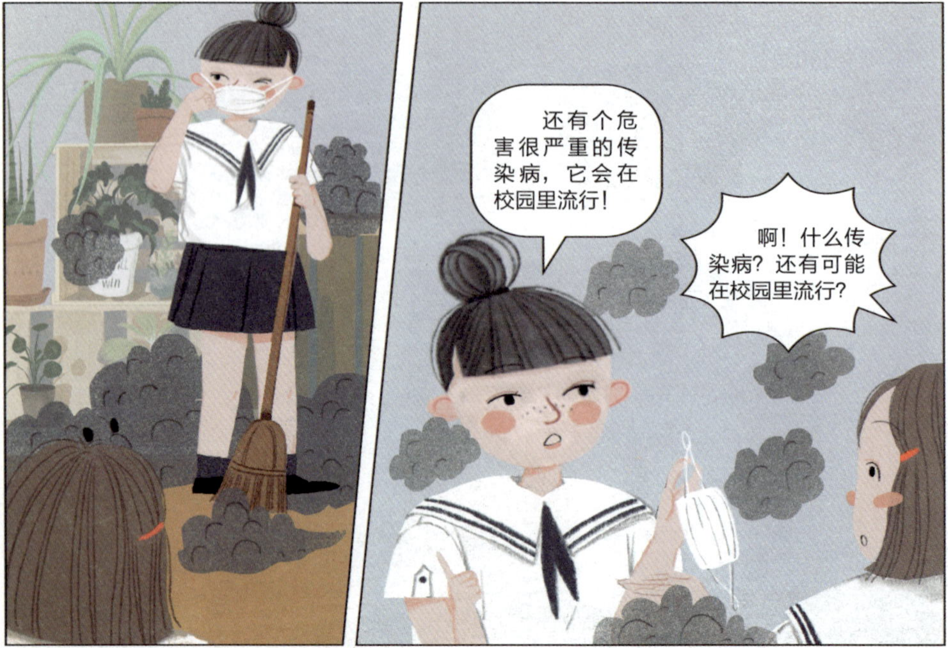
还有个危害很严重的传染病，它会在校园里流行！
啊！什么传染病？还有可能在校园里流行？

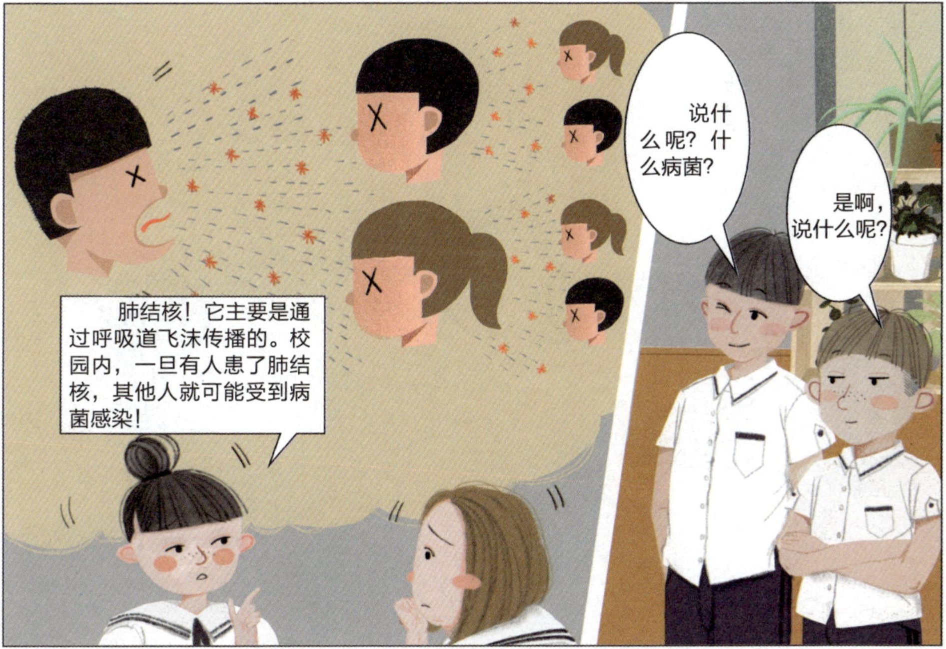
肺结核！它主要是通过呼吸道飞沫传播的。校园内，一旦有人患了肺结核，其他人就可能受到病菌感染！
说什么呢？什么病菌？
是啊，说什么呢？

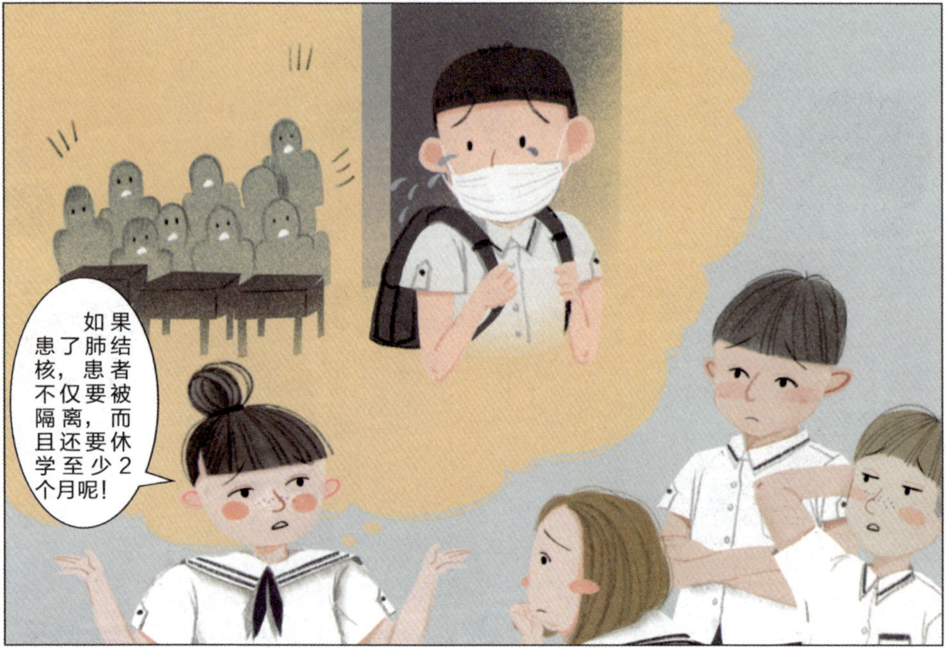
如果患了肺结核，患者不仅要被隔离，而且还要休学至少2个月呢！

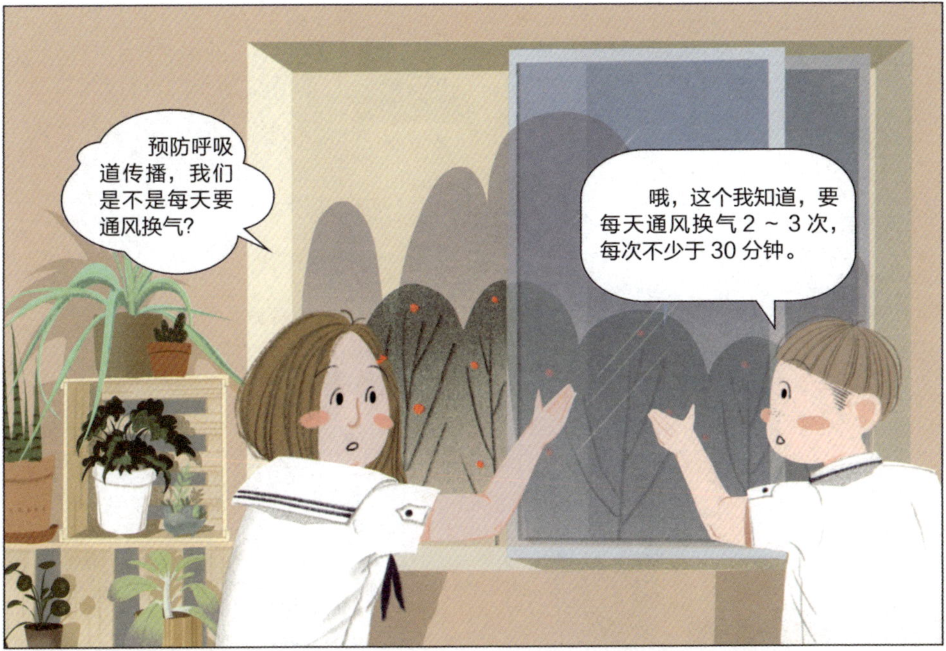
预防呼吸道传播，我们是不是每天要通风换气？
哦，这个我知道，要每天通风换气 2 ~ 3 次，每次不少于 30 分钟。

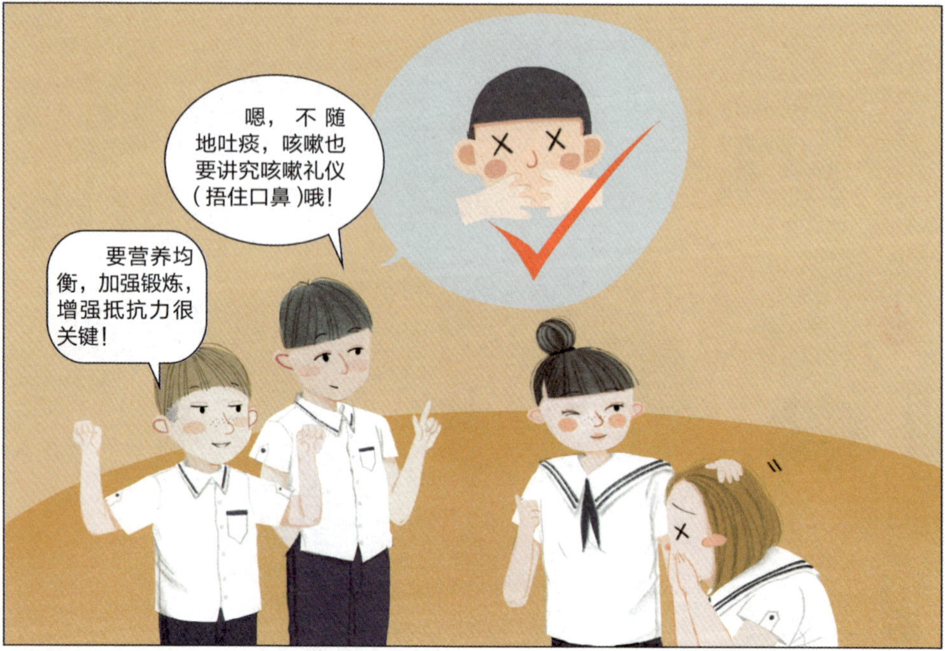
嗯，不随地吐痰，咳嗽也要讲究咳嗽礼仪（捂住口鼻）哦！
要营养均衡，加强锻炼，增强抵抗力很关键！

关于肺结核

结核病是由结核杆菌感染引起的一种慢性传染病，可以发生在人体的各个器官，以肺部最为常见。

肺结核主要通过呼吸道飞沫传播，常表现为咳嗽、咳痰、咯血、胸痛、食欲减退、低热、乏力等。

咳嗽、咳痰≥2周，血痰或咯血是肺结核的主要症状，具有以上任何一项肺结核可疑症状者，要及时到医院诊治。

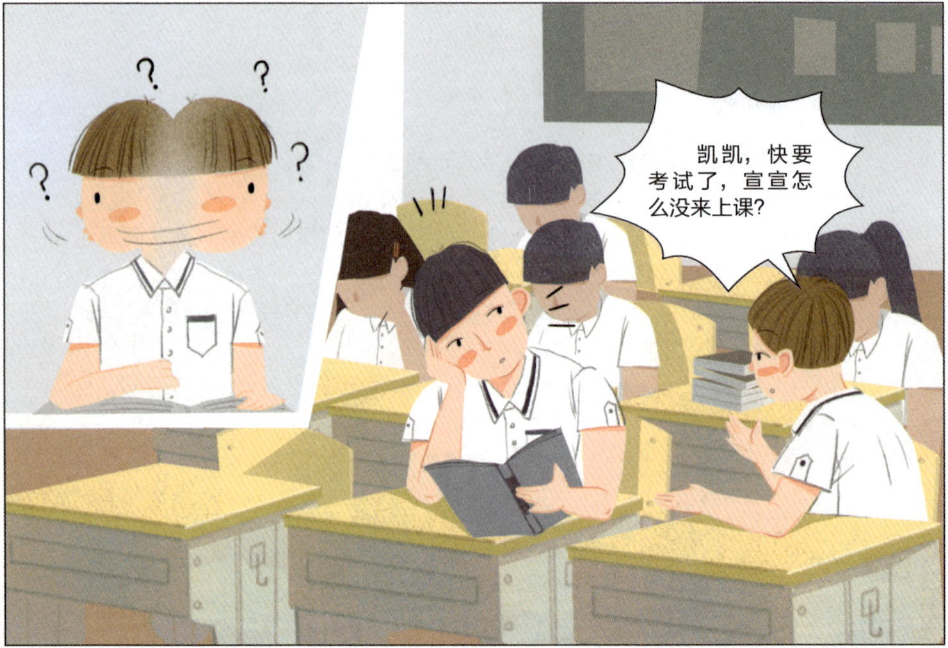
凯凯，快要考试了，宣宣怎么没来上课?

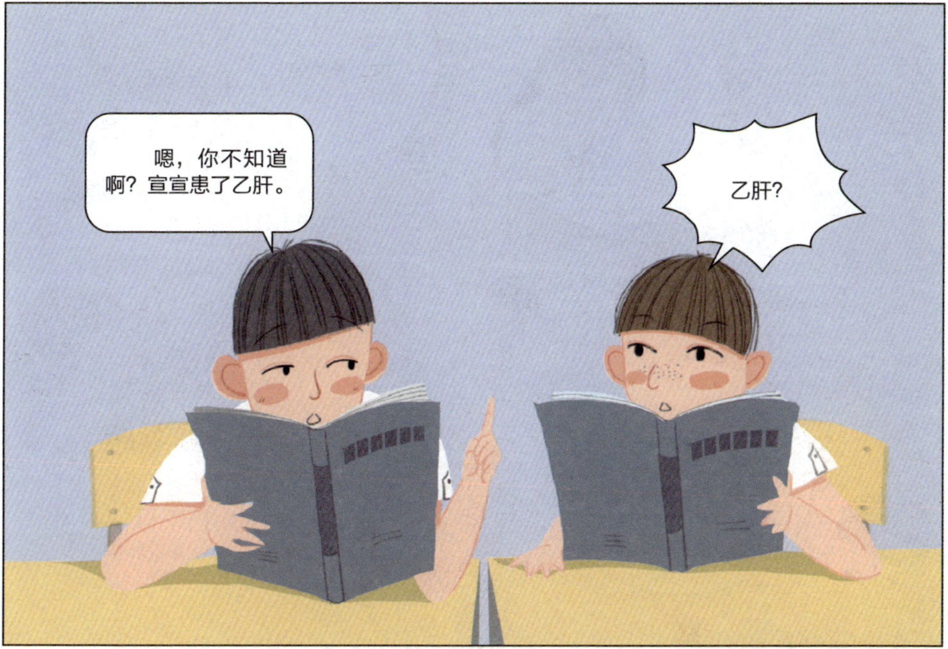
嗯，你不知道啊？宣宣患了乙肝。
乙肝？

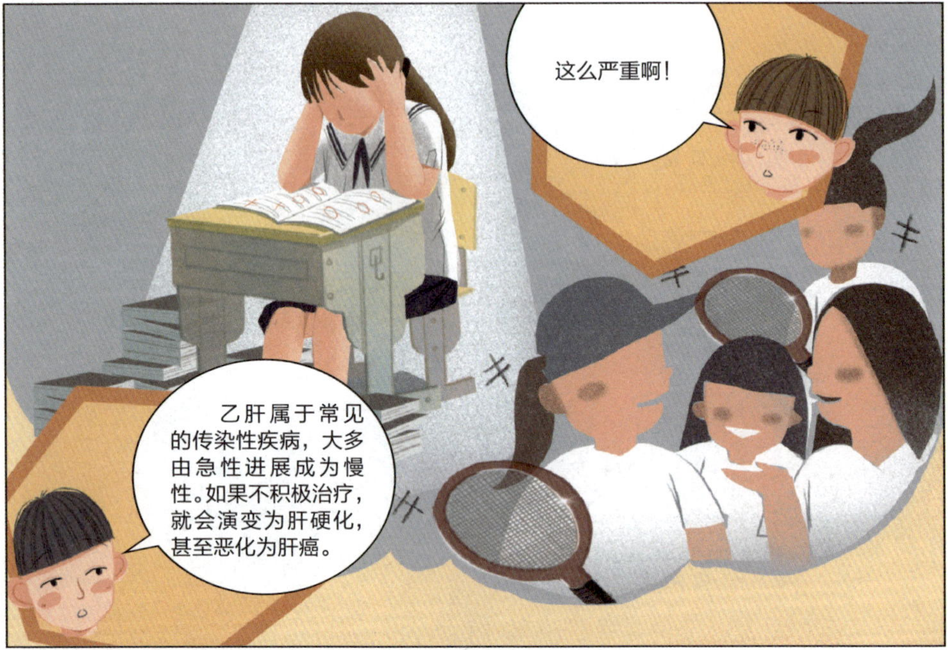
这么严重啊！
乙肝属于常见的传染性疾病，大多由急性进展成为慢性。如果不积极治疗，就会演变为肝硬化，甚至恶化为肝癌。

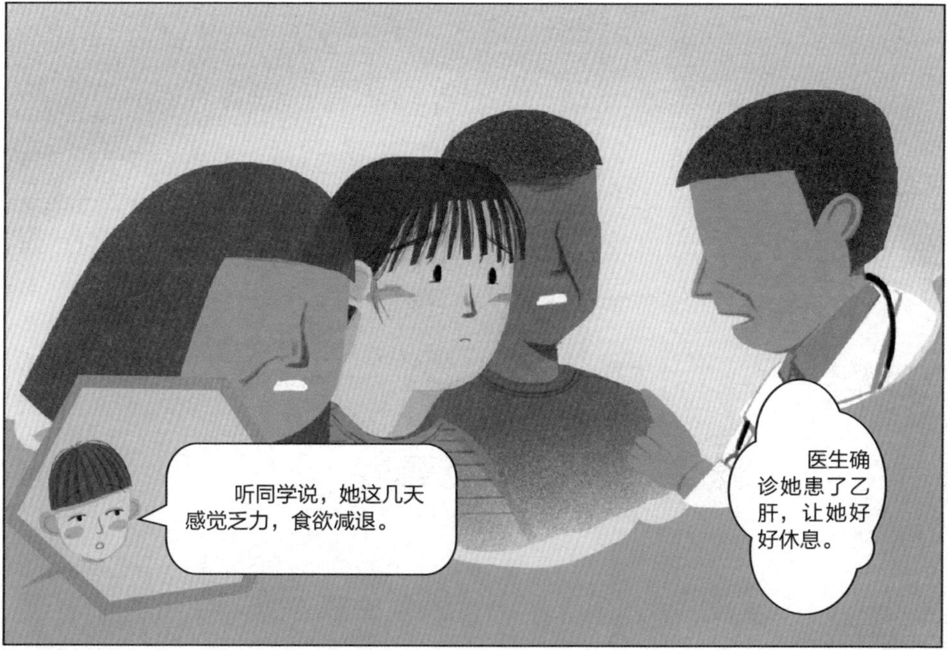
听同学说，她这几天感觉乏力，食欲减退。
医生确诊她患了乙肝，让她好好休息。

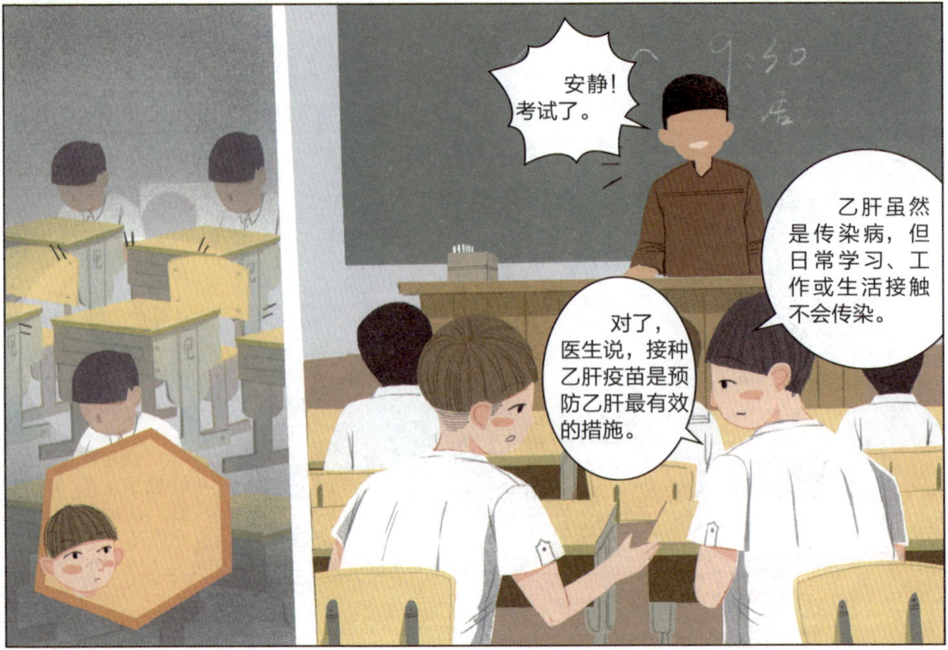
安静！考试了。
乙肝虽然是传染病，但日常学习、工作或生活接触不会传染。
对了，医生说，接种乙肝疫苗是预防乙肝最有效的措施。

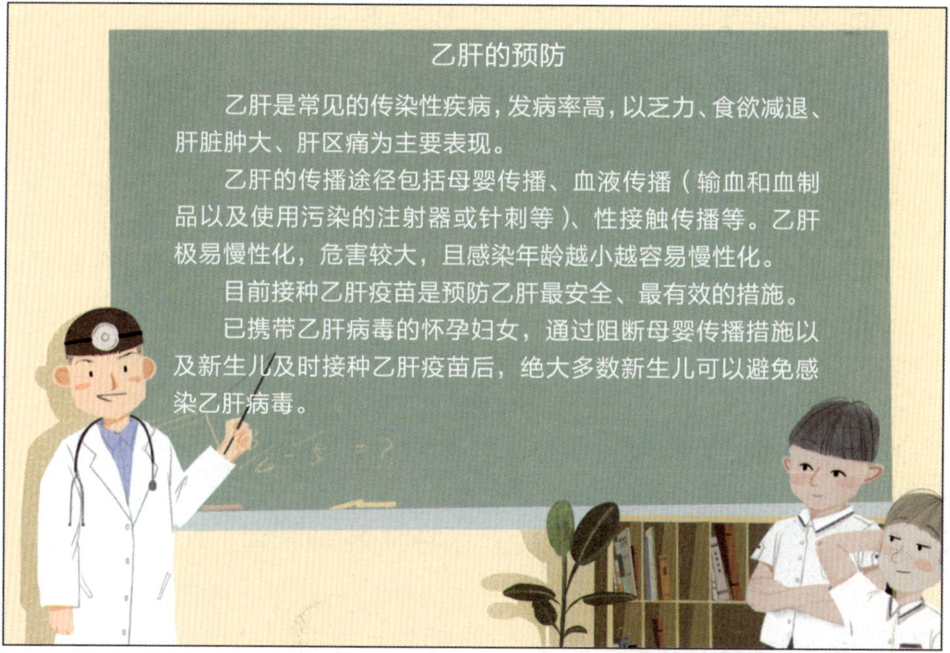
乙肝的预防
乙肝是常见的传染性疾病，发病率高，以乏力、食欲减退、肝脏肿大、肝区痛为主要表现。
乙肝的传播途径包括母婴传播、血液传播（输血和血制品以及使用污染的注射器或针刺等）、性接触传播等。乙肝极易慢性化，危害较大，且感染年龄越小越容易慢性化。
目前接种乙肝疫苗是预防乙肝最安全、最有效的措施。
已携带乙肝病毒的怀孕妇女，通过阻断母婴传播措施以及新生儿及时接种乙肝疫苗后，绝大多数新生儿可以避免感染乙肝病毒。